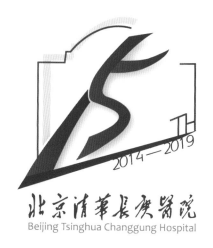

北京清华长庚医院
Beijing Tsinghua Changgung Hospital

谨以此书向北京清华长庚医院建院 5 周年献礼！

清华长庚临床病例精粹

放射影像学分册

郑卓肇　主编

清华大学出版社
北京

内 容 简 介

本书为放射影像疑难病例和典型病例集，病例全部来源于北京清华长庚医院，共包括 4 章 43 个病例，涵盖全身各个系统的疾病。本书在为读者提供丰富病例素材的同时，更注重培养临床医师的放射影像阅片思路和临床实战能力。因此，所有病例均按照简要临床病史、典型影像图片、影像表现描述、影像诊断思路及鉴别诊断、治疗结果（包括最终诊断）、简要讨论和总结等顺序编排，同时病例标题也不呈现该病例的最终诊断，这样更贴近临床实际诊断模式和诊断过程，从而模拟实战化训练。

本书不但适合放射科各级医师阅读，同时也适合临床各科室对影像诊断感兴趣的医师，希望我们编写团队的努力能让各位读者满意。

图书在版编目（CIP）数据

清华长庚临床病例精粹. 放射影像学分册 / 郑卓肇主编 . — 北京：清华大学出版社，2019.11
ISBN 978-7-302-54012-0

Ⅰ . ①清…　Ⅱ . ①郑…　Ⅲ . ①临床医学－病案 ②影象－诊断－病案　Ⅳ . ① R4

中国版本图书馆 CIP 数据核字（2019）第 230287 号

责任编辑：李　君　周婷婷
封面设计：何凤霞
责任校对：赵丽敏
责任印制：丛怀宇

出版发行：清华大学出版社
　　　　网　　　址：http://www.tup.com.cn, http://www.wqbook.com
　　　　地　　　址：北京清华大学学研大厦 A 座　　　邮　　编：100084
　　　　社 总 机：010-62770175　　　　　　　　　邮　　购：010-62786544
　　　　投稿与读者服务：010-62776969, c-service@tup.tsinghua.edu.cn
　　　　质量反馈：010-62772015, zhiliang@tup.tsinghua.edu.cn
印 装 者：三河市龙大印装有限公司
经　　销：全国新华书店
开　　本：185mm×260mm　　　印　张：9　　　　插　页：1　　字　数：214 千字
版　　次：2019 年 11 月第 1 版　　　　　　　印　次：2019 年 11 月第 1 次印刷
定　　价：138.00 元

产品编号：084478-01

《清华长庚临床病例精粹》专家委员会名单

《清华长庚临床病例精粹——放射影像学分册》编者名单

主　　　编　郑卓肇

副　主　编　马永强　李　洁　许艺兰　王军凯

编　　　者（按姓氏拼音排序）

白博锋　李　洁　马永强　孟　琦

乔　健　王军凯　王立学　许艺兰

张　晨　赵　静　赵本琦　郑卓肇

编写组秘书　张　晨

General Preface 总序言

正值北京清华长庚医院 5 周年院庆之际，《清华长庚临床病例精粹》丛书第一辑问世。

作为借鉴台湾长庚纪念医院先进经验的大型综合性公立医院，北京清华长庚医院汇聚了一批杰出的海内外专家，整体医疗服务已达到国内一流水平，开业 5 年来形成具有清华长庚特色的诊疗疾病谱。作为国家住院医师规范化培训基地、国家专科医师规范化培训试点基地，北京清华长庚医院在为各类患者提供高效、优质、经济的诊疗服务的同时，积攒了大量临床教学病例和丰富的诊疗经验。为了帮助住院医师、青年主治医师更好地提升临床诊疗水平，培养科学严谨的临床诊疗思维能力，医院组织各科资深骨干师资遴选了典型的常见病、多发病病例，汇集成册，希望成为年轻医师手边的工具书。

《清华长庚临床病例精粹》丛书第一辑包括 7 个分册，分别收集了内科学、外科学、肝胆胰外科、妇产科学、神经病学、急重症暨感染病学、放射影像学的典型病例 300 余例。每一病例大致从病历摘要、临床决策、讨论与总结、专家点评、亮点精粹几大方面详细阐述，无不凝聚了全体编者的心血。

本丛书的编写、出版得到业界领导与专家的大力支持，在此表示衷心感谢。由于时间有限，本丛书中的内容及篇幅有待完善，希望对广大的医疗同仁有所裨益。

2019 年 11 月 8 日
于北京清华长庚医院

Preface 前 言

在临床病例的诊疗过程中，现代放射医学影像正扮演着越来越重要的角色，在疾病诊断、严重性判定、病程监测和预后判断等方面均发挥着重要作用。放射医学影像具有一定的独立性，为了发挥其最大效能，通常需结合患者的临床症状、体征和实验室检查结果。因此，放射影像是临床病例不可或缺的部分，而通过临床实际病例的分析和回顾也是学习放射影像的最好方法之一。

本书以清华大学附属北京清华长庚医院的临床病例为基础，重点展现疑难病例和典型病例的放射影像资料，病例资料翔实，病种覆盖全面。在讲述各病种放射影像特征的同时，本书也致力于帮助培养放射影像病例分析的完整过程，因此病例呈现是完全按照临床实际场景设计的，依次介绍病历摘要、影像征象描述、诊断思路及鉴别诊断，治疗结果（包括最终诊断）、讨论和总结，以及亮点精粹。

本书不但适合放射科各级医师阅读，同时也适合临床各科室对影像诊断感兴趣的医师阅读。清华长庚医院放射科团队衷心希望各位同道能够不吝赐教，以便我们日后修改完善。

郑卓肇

2019 年 9 月 16 日

Contents 目录

第1章 神经系统疾病

病例 1 鞍区占位（一）

一、病历摘要

患者，男，63 岁。体检发现鞍区占位半个月，疑诊垂体瘤；查体示病理征阴性。

二、影像征象描述

鞍区及鞍上区可见一不规则形异常信号影，最大径线约为 43mm×32mm×38mm，T1WI 呈低信号，T2WI 及 T2 FLAIR 呈高信号，DWI 信号不高，病灶信号尚均匀，增强扫描无明显强化；病灶突向邻近脑沟裂中，周围脑组织稍受压；垂体受压，垂体柄受压后移（见图 1-1-1～图 1-1-7）。

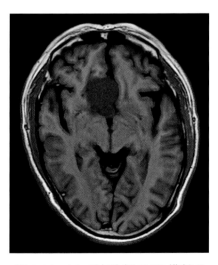

图 1-1-1 MR 平扫头部 T1WI 横断面

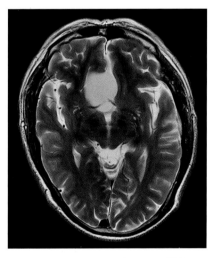

图 1-1-2 MR 平扫头部 T2WI 横断面

三、诊断思路及鉴别诊断

患者为老年男性，体检发现鞍区占位，无相关临床症状及阳性体征。MRI 增强示鞍区长 T1、长 T2 信号的囊性占位，增强扫描无强化，伴垂体受压改变。诊断方向：① Rathke 裂囊肿；②颅咽管瘤；③垂体腺瘤囊变。

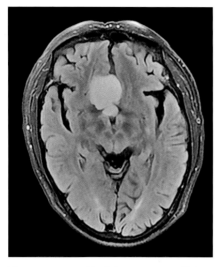

图 1-1-3   MR 平扫头部 T2 FLAIR 横断面

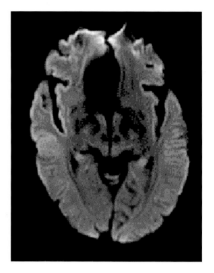

图 1-1-4   MR 平扫头部 DWI 横断面

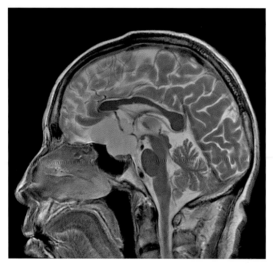

图 1-1-5   MR 平扫矢状面 T2WI

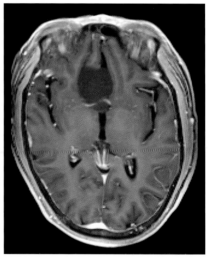

图 1-1-6   MR 增强横断面 T1WI

鉴别要点：①拉特克（Rathke）裂囊肿：多位于鞍内垂体前后叶之间，MRI 上多为均匀的 T1WI 低信号、T2WI 高信号，增强扫描囊肿内容物无强化，囊壁大多无强化，部分囊肿内可见与囊液信号不同的小结节；②颅咽管瘤：儿童或 40 岁以上多见，病变多位于鞍上，垂体形态多数完整,MRI 上多为囊实性肿块，增强后肿瘤实性部分出现不均匀强化，病灶多有钙化；③垂体腺瘤囊变：囊性部分 MR 平扫呈 T1 低 T2 高信号，囊壁为实性肿瘤成分，厚薄不均，增强扫描不均匀明显强化。

初步诊断：Rathke 裂囊肿可能性大，不排除颅咽管瘤伴大部囊性变。

四、治疗结果

（一）手术所见

鞍上可见一囊性病变，囊壁与蛛网膜类似，与周围蛛网膜相延续；剪开囊壁，其内为无色透明液体，伴少许乳白色胶冻样物。

（二）病理所见

（囊肿壁）纤维囊壁组织，表面被覆假复层纤毛柱状上皮及扁平上皮，囊壁内散在淋巴细胞浸润。免疫组化：AE1/AE3（＋）、EMA

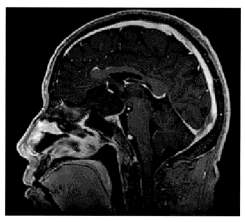

图 1-1-7　MR 增强矢状面 T1WI

（＋）、CK5/6（＋）、P63（＋）、P40（部分＋）、Vimentin（＋）、GFAP（－）、S-100（－）。综上，结合临床符合 Rathke 裂囊肿（见图 1-1-8）。

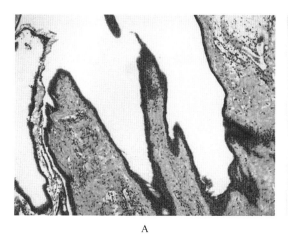
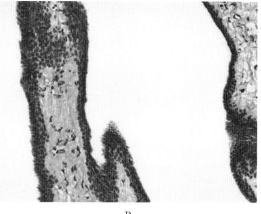

A　　　　　　　　　　　　　　　　　　B

图 1-1-8　HE 染色图（A、B）

（三）最终诊断

鞍区拉特克（Rathke）裂囊肿。

五、讨论和总结

Rathke 裂囊肿又名垂体囊肿，是在胚胎时期垂体前后叶之间残留的颅颊裂囊被覆一些立方上皮间隙，在出生后此间隙不消退且持续扩大所形成。该病在尸检中的发现率为4%～33%。Rathke 裂囊肿多见于 30～50 岁，女性发病率高于男性。常见的临床症状包括头痛、视力减退、内分泌紊乱等。一般认为出现症状的 Rathke 裂囊肿患者均应手术治疗，预后良好。

Rathke 裂囊肿主要依靠 MRI 诊断，典型者多位于鞍内垂体前后叶之间，也有通过鞍膈孔向上生长占据鞍内与鞍上。Rathke 裂囊肿内容物的 MRI 信号表现多样，可归结于其囊液内容物的不同。多数病例在 T1WI 上为低信号，T2WI 上为高信号，囊肿内部信号均匀，增强扫描囊肿内容物无强化，囊壁大多无强化。MRI 可发现囊肿内与囊液信号不同的小结节，有助于定性诊断。

六、亮点精粹

鞍区无强化的囊性占位，伴垂体受压改变，应考虑到 Rathke 裂囊肿的可能性，尤其当病变的位置不太典型时，更应引起注意。

（李　燕）

参 考 文 献

HAN S J, ROLSTON J D, Jahangiri A et al. Rathke's cleft cysts: review of natural history and surgical outcomes [J]. J Neuro-oncol, 2014, 117 (2): 197-203.
TRIFANESCU R, ANSORGE O, Wass JAH et al. Rathke's cleft cysts [J]. Clin Endocrinol, 2012, 76: 151-160.

病例 2　前颅窝占位

一、病历摘要

患者，男，64 岁。记忆力下降 1 年，进行性加重 2 个月；查体示右面部、右上肢浅感觉减退。

二、影像征象描述

右额部大脑凸面见一类圆形肿块，边界较清，大小约 46mm×57mm×42mm，信号不均匀，T1WI 呈等信号，T2WI 呈稍高信号，DWI 呈稍高信号，增强扫描呈不均匀明显强化，并可见"脑膜尾征"，肿块内缘周围可见脑脊液环绕；邻近脑实质受压并见片状水肿信号，中线结构受压略向左偏（见图 1-2-1～图 1-2-7）。

三、诊断思路及鉴别诊断

患者为老年男性，慢性起病。MRI 增强示右额部颅内脑外肿块，增强扫描呈不均匀明

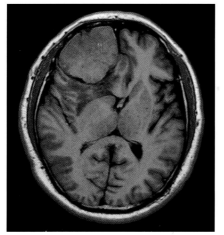

图 1-2-1　MR 平扫横断面 T1WI

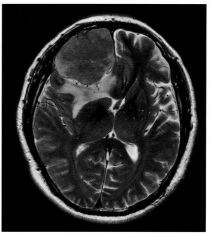

图 1-2-2　MR 平扫横断面 T2WI

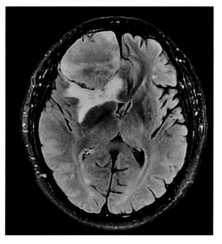

图 1-2-3　MR 平扫横断面 T2 FLAIR

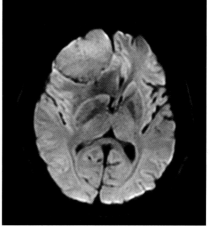

图 1-2-4　MR 平扫横断面 DWI

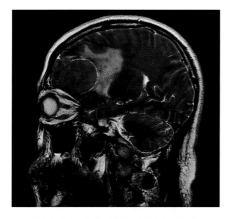

图 1-2-5　MR 平扫矢状面 T2WI

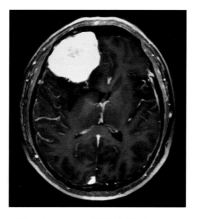

图 1-2-6　MR 增强横状面 T1WI

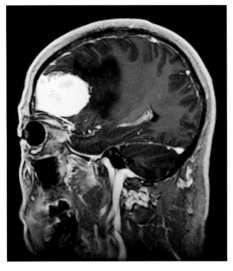

图 1-2-7 MR 增强矢状面 T1WI

显强化，并见脑膜尾征。诊断方向：①脑膜瘤；②血管周细胞瘤。

鉴别要点：脑膜瘤多为圆形或类圆形，呈宽基底，瘤体内可见钙化，病灶附着处颅骨骨质增生，增强扫描可见脑膜尾征；血管周细胞瘤多形态不规则，瘤体内坏死囊变灶较明显，邻近颅骨多为溶骨性骨质破坏，易跨过天幕或大脑镰。

初步诊断：脑膜瘤可能性大，血管周细胞瘤不除外。

四、治疗结果

（一）手术所见

肿瘤质地硬韧，基底部位于额部及颅底交界转折处，肿瘤与脑组织粘连紧密，周围蛛网膜边界消失，瘤周脑组织水肿明显，肿瘤周边血管密集，血供极为丰富。

（二）病理所见

（颅内肿瘤）肿瘤细胞密集，大小一致，弥漫成片生长，核分裂象最高处 10 个 / 10HPF，未见坏死。肿瘤内可见大量裂隙状血管，呈鹿角状（见图 1-2-8）。IHC：Vimentin（＋）、CD34（＋）、P53（弱＋）、Ki-67（index12%）、Bcl-2（弱＋）、ER（－）、PR（－）、CD99（－）、EMA（－）、S-100（－）、GFAP（－）。特殊染色：网织纤维（＋）。综上，病变符合间变型血管周细胞瘤（WHO Ⅲ级）。

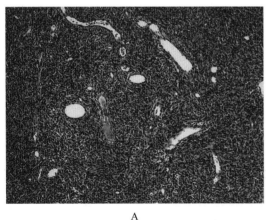
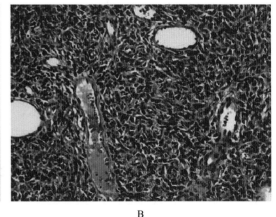

A   B

图 1-2-8 HE 染色图（A、B）

（三）最终诊断

右额部血管周细胞瘤。

五、讨论和总结

颅内血管周细胞瘤（hemangiopericytoma，HPC）是一种少见的发生于中枢神经系统的恶性肿瘤（约占 0.4%）。HPC 起源于毛细血管上的 Zimmerman 外皮细胞，2016 年 WHO 分类将其分属于"孤立性纤维性肿瘤 / 血管周细胞瘤"。

临床与病理：颅内 HPC 常发生于 30～50 岁，男性略多。肿瘤多为单发，约 2/3 发生于幕上，常见部位为大脑镰旁、小脑幕、硬膜窦和颅底等。临床表现不具有特征性，常见表现有头痛、癫痫等。颅内 HPC 病理表现为瘤细胞密集，核卵圆或短梭形，并有大量"鹿角"状血管，瘤组织内可有灶性坏死。免疫组织化学染色波形蛋白（Vim）及 CD34 阳性，而上皮膜抗原（EMA）阴性。

HPC 的影像学特征：①颅内 HPC 多与硬脑膜相连，尤其好发于窦汇附近。②MRI 特征表现为边界清楚的软组织肿块，坏死、囊变多见，钙化罕见；T1WI 呈等或稍低信号，T2WI 呈等或稍高信号，占位效应明显，但瘤周水肿较轻。③增强扫描肿瘤不均匀明显强化。

手术切除是临床常用的治疗手段。术前极易误诊，术后易复发和转移。

六、亮点精粹

颅内脑外信号不均匀的实性肿块，增强扫描不均匀强化，伴邻近脑实质水肿，应考虑血管周细胞瘤的可能性，该病有时与脑膜瘤具有相似的影像特征，术前易误诊，术后易复发和转移，需引起注意。

（李 燕）

参 考 文 献

LOUIS D N, Perry A, Reifenberger G, et al. The 2016 World Health Organization Classification of Tumors of the Central Nervous System: a summary [J]. Acta Neuropathol, 2016, 131 (6): 803-820.

WU W, SHI J X, CHENG H L, et al. Hemangiopericytomas in the central nervous system [J]. J Clin Neurosci, 2009, 16 (4): 519-523.

病例 3　鞍区占位（二）

一、病历摘要

患者，女，10 岁，1 个月前体检发现双眼视力下降，左眼为主；专科检查示双眼视力粗侧减退，视野双眼颞侧部分缺损，面纹左侧浅。

二、影像征象描述

CT 显示鞍区实性肿块，大小约 2.9cm×2.2cm，周边少许钙化，边界清晰，鞍膈部位可见"束腰征"，CT 值约 26HU（见图 1-3-1 和图 1-3-2）；MRI 显示 T1WI 呈低信号，T2WI 及 T2WI FLAIR 呈高信号，DWI 呈高信号，部分突入双侧海绵窦，增强扫描明显均匀强化，垂体柄受压向后移位（见图 1-3-3～图 1-3-6）。

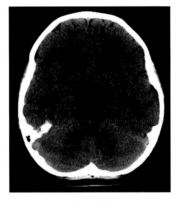
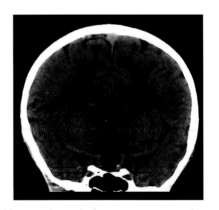

图 1-3-1　CT 平扫横断面　　　　图 1-3-2　CT 平扫重组冠状面

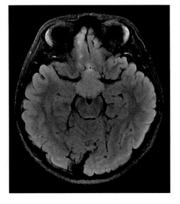
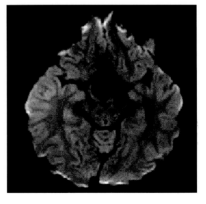

图 1-3-3　MR 平扫横断面 T2 FLAIR　　　图 1-3-4　MR 平扫横断面 DWI

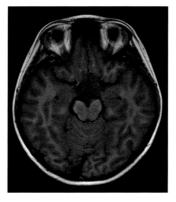
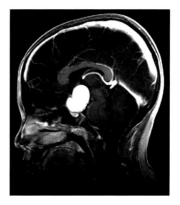

图 1-3-5　MR 平扫横断面 T1WI　　图 1-3-6　MR 增强矢状面 T1WI

三、诊断思路及鉴别诊断

患者为青少年女性，双眼视力下降。CT 及 MRI 显示鞍区实性肿块，周边少许钙化，鞍隔部位可见"束腰征"，明显均匀强化，垂体柄受压向后移位。诊断方向：①鞍区毛细胞型星形细胞瘤；②颅咽管瘤；③生殖细胞瘤；④侵袭性垂体瘤。

鞍区毛细胞型星形细胞瘤：病变位于鞍区，以鞍上多见；肿瘤可呈实性肿块，T1WI 呈等信号 - 低信号，T2WI 呈高信号，呈均匀团块状强化；也可为囊实性，囊性部分 T1WI 为低信号，T2WI 为高信号，实性部分 T1WI 为等信号 - 低信号，T2WI 为等信号 - 高信号，呈壁结节样或环形伴壁结节样强化；肿瘤边界清楚，周围无脑组织水肿区。颅咽管瘤：囊性及囊实性的颅咽管瘤可有蛋壳样钙化，实性部分明显强化，囊壁强化，如囊内含高蛋白成分或出血，于 T1WI 和 T2WI 上均可呈高信号。实性颅咽管瘤较少见，T1WI 以低信号为主的混杂信号，T2WI 以高信号为主的混杂信号，明显强化。生殖细胞瘤：T1WI 呈等或稍低信号，T2WI 呈等或稍高信号，边界清楚，强化明显（均匀或不均匀）。肿瘤生长快，若肿瘤向松果体区或基底节区方向生长，支持生殖细胞瘤。鞍区生殖细胞瘤常累及下丘脑、漏斗，临床可出现中枢性尿崩。侵袭性垂体瘤：肿瘤生长较大时，中心常可见出血、坏死、囊变信号，并常可见海绵窦受侵，颈内动脉被包绕，肿瘤内有血管流空信号影。

四、治疗结果

（一）手术所见

术中可见视交叉处明显增粗，右侧视神经形态尚好，左侧视神经明显增粗，于视交叉前部切开，可见肿瘤组织，呈灰黄色，质软，血供中等，边界欠清晰。

（二）病理所见

镜下可见胶质细胞肿瘤，由富于黏液的疏松微囊区及含罗森塔尔（Rosenthal）纤维的双极细胞致密区组成，局部出血，可见血管内皮增生及血管周围淋巴套，偶见核分裂象（见图 1-3-7）。免疫组化结果示 GFAP（＋）、Vimentin（＋）、S-100（＋）、Olig-2（＋）、Neun（－）、IDH-1（－）、ATRX（弱＋）、H3K27M（－）、CD34（血管＋）、P53（个别细胞＋）、Ki-67（3%＋）。

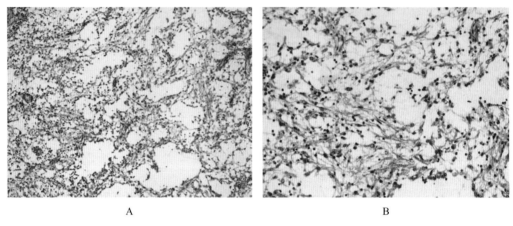

图 1-3-7　HE 染色图（A、B）

（三）最终诊断

鞍区毛细胞型星形细胞瘤（pilocytic astrocytoma），WHO Ⅰ级。

五、讨论和总结

毛细胞型星形细胞瘤好发于小脑，其次为鞍区。鞍区毛细胞型星形细胞瘤大多起源于视交叉、下丘脑和第 3 脑室底部，由于临床发现时肿瘤均较大，很难准确确定其起源，尽管其起源不同，但组织学和治疗方法相同，故统称为鞍区毛细胞型星形细胞瘤。

鞍区毛细胞型星形细胞瘤的 MRI 诊断要点：青少年易发病，20 岁以下多见；临床上常以单眼视力下降或失明而就诊，多无垂体或下丘脑内分泌异常症状；病变位于鞍区，以鞍上多见；肿瘤可呈实性肿块，T1WI 呈等信号 - 低信号，T2WI 呈高信号，呈均匀团块状强化；也可为囊实性，囊性部分 T1WI 为低信号，T2WI 为高信号，实性部分 T1WI 为等信号 - 低信号，T2WI 为等信号 - 高信号，呈壁结节样或环形伴壁结节样强化；肿瘤边界清楚，周围无脑组织水肿区。

毛细胞型星形细胞瘤在 WHO（2000 年）分类中被列为Ⅰ级星形细胞瘤，属于良性肿瘤，支持此肿瘤在生物学上属于良性的特点，患者预后良好。

六、亮点精粹

鞍区毛细胞型星形细胞瘤青少年好发，一般瘤体较大，瘤周基本无水肿，可为实性及囊实性，且囊实性病变多以实性成分为主伴囊变，实性部分明显强化。

（赵　静）

参 考 文 献

邓利猛，廖伟华，王小宜，等. 鞍区毛细胞星形细胞瘤的 MRI 诊断［J］. 放射学实践，2011，26（7）：709-711.

CYRINE S, SONIA Z, MOUNIR T, et al. Pilocytic astrocytoma: a retrospective study of 32 cases [J]. Clin Neurol Neurosurg, 2013. 115 (8): 1220-1225.

病例 4　髓内占位

一、病历摘要

患者，男，9 岁，颈部疼痛 3 月余，双下肢瘫痪 2 月余。

二、影像征象描述

MRI 显示 C6-T8 节段脊髓明显不均匀增粗，其内见条柱状异常信号影，呈中心性生长，在 T1WI 呈等稍低信号，见少许斑片状稍高信号，在 T2WI 呈不均匀混杂高信号，增强扫描病灶呈明显不均匀强化改变，其内见无强化囊变坏死，肿块上下两端水肿未见强化。增强扫描余脊柱椎管内散在结节状强化，紧邻脊膜（见图 1-4-1～图 1-4-5）。

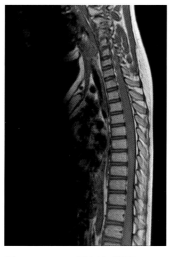
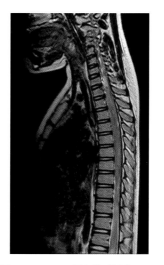

图 1-4-1　MR 平扫矢状面 T1WI　　　图 1-4-2　MR 平扫矢状面 T2WI

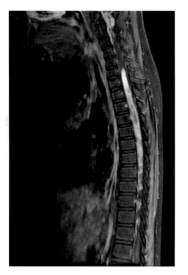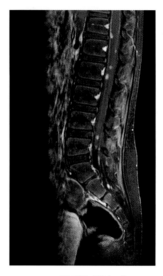

图 1-4-3　MR 增强颈胸椎矢状面 T1WI　　　　图 1-4-4　MR 增强腰椎矢状面 T1WI

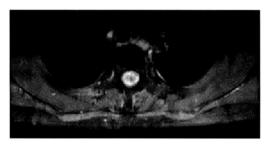

图 1-4-5　MR 增强横断面 T1WI

三、诊断思路及鉴别诊断

患者为青少年男性，慢性起病。MRI 显示 C6-T8 节段脊髓明显不均匀增粗，其内见条柱状异常信号影，呈中心性生长，病灶呈明显不均匀强化改变，其内见无强化囊变坏死，肿块上下两端水肿未见强化；余脊柱椎管内散在结节状强化，紧邻脊膜。鉴别诊断：①星形细胞瘤；②室管膜瘤；③脊髓胶质母细胞瘤。

脊髓Ⅱ、Ⅲ级星形细胞瘤和室管膜瘤，两者边界相对清晰，发病年龄较脊髓胶质母细胞瘤大；脊髓胶质母细胞瘤容易脑脊液播散。

四、治疗结果

（一）手术所见

手术可见肿瘤位于髓内，上下两端位于脊髓中央，有模糊边界，中段肿瘤外生，突破脊髓背侧及两侧至软膜下，肿瘤质软，色灰红，血供极为丰富，肿瘤内部可见大量坏死组织及变黑条索状闭塞的血管。

（二）病理所见

镜下可见大片坏死、出血组织中见多处小灶性异形明显的肿瘤细胞密集增生，大部分瘤细胞较小，中度异形性，部分瘤细胞异形性显著，可见瘤巨细胞，并可见微血管增生、其间散在淋巴细胞及灶状组织细胞浸润（见图1-4-6）。免疫组化结果示 GFAP（＋）、S-100（＋）、Vimentin（＋）、Olig-2（部分＋）、P53（60%＋）、Ki-67（60%＋）、CD34（微血管增生）、EMA（部分＋）、Syn（灶＋）、NEUN（－）、IDH-1（－）、Nestin（－）、FLI-1（＋）、H3K27M（－）。

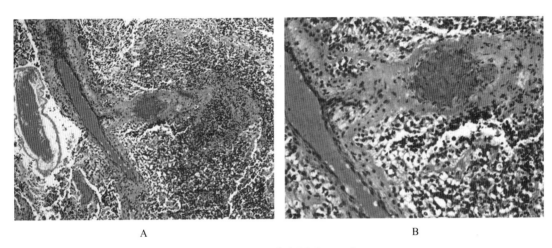

图 1-4-6　HE 染色图（A、B）

（三）最终诊断

脊髓胶质母细胞瘤（spinal glioblastoma multiforme）。

五、讨论和总结

胶质母细胞瘤是神经系统最常见的恶性肿瘤。胶质母细胞瘤在不同部位的发生频率并不相同，最容易发生于侧脑室后角旁的白质，而且右侧的发生概率高于左侧。发生于脊髓的胶质母细胞瘤比较少见。文献报道，脊髓胶质母细胞瘤占所有胶质母细胞瘤的1%～5%。占全部脊髓肿瘤的1.5%。可以是原发脊髓（占75%），也可以是脑内原发播散到脊髓（占25%）。原发性肿瘤好发于颈段及胸段脊髓，患者年龄多小于30岁。

脊髓胶质母细胞瘤并没有特异性的影像学特点。通常T1WI低信号，T2WI高信号的髓内膨胀性病变，病变有不同程度的增强且边界不清；脊髓胶质母细胞瘤容易脑脊液播散。

一般采用联合手术、放疗、化疗和靶向治疗的综合治疗的方式，该肿瘤侵袭性很强，易发生脑脊液播散，所以生存时间一般比较短，一般为6～16个月。

六、亮点精粹

胶质母细胞瘤是神经系统最常见的恶性肿瘤，但发生于脊髓的胶质母细胞瘤比较少见，原发性肿瘤好发于颈段及胸段脊髓，患者年龄多小于 30 岁，无特异性的影像学特点，相对其他髓内肿瘤脊髓胶质母细胞瘤容易脑脊液播散。

（赵　静）

参 考 文 献

叶信珍，林江凯，刘晓凡，等. 以脊髓病变为首发症状的胶质母细胞瘤脑脊液播散 1 例［J］. 中国临床
　　神经科学，2008，16（2）：195-196.
SINGH P K, SINGH V K, TOMAR J, et al. Spinal glioblastoma multiforme: unusual cause of post-traumatic
　　tetraparesis [J]. J Spinal Cord Med, 2009, 32 (5): 583-586.

病例5　椎管内外和脑内多发占位

一、病历摘要

　　患者，男，27 岁，右下肢麻木乏力 6 月，加重伴左下肢麻木乏力 1 月；专科检查示胸腹皮下可见多处皮下结节，脊柱无压痛、叩痛，双上肢及 C2～T4 平面温痛觉减退，四肢肌力Ⅲ级，肌张力减低，双下肢膝跳反射亢进。

二、影像征象描述

　　脊柱椎管内、椎间孔内外多发类圆形或圆形结节或肿块，T2WI 呈高或稍高信号，T1WI 呈等信号，增强较明显强化；最大者位于右侧 S1 骶前孔内外，大小约 5.0cm×7.6cm×6.0cm，内可见囊变，周围骨质受压改变。双侧桥小脑角区不规则肿块，累及双侧内听道，导致内听道扩大，左侧为著，T2WI 呈混杂高信号，T1WI 呈等低信号，DWI 呈等信号，边界清晰，第四脑室及脑桥受压变形，病灶周围未见水肿，增强扫描病变明显不均匀强化，其内见散在坏死。环池、双侧海绵窦区、双侧颈静脉孔区另可见多发大小不等的肿物，最大者约 2.2cm×1.1cm，明显均匀强化皮下可见多发类似结节及肿块影（见图 1-5-1～图 1-5-6）。

三、诊断思路及鉴别诊断

　　患者为青年男性，起病缓慢。脊柱椎管内、椎间孔内外、环池、双侧海绵窦区、双侧颈静脉孔区、双侧桥小脑角区多发大小不等明显强化的结节及肿块，部分囊变，双侧桥小脑角区肿物累及双侧内听道，导致内听道扩大，另皮下可见多发类似结节及肿块影。鉴别诊断：①神经纤维瘤病 1 型；②神经纤维瘤病 2 型。

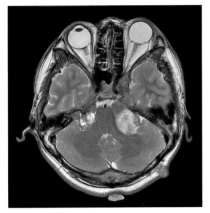

图 1-5-1　MR 平扫横断面 T2WI

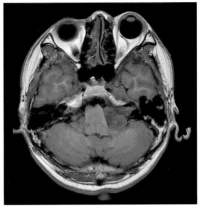

图 1-5-2　MR 平扫横断面 T1WI

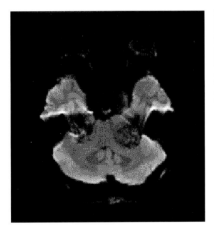

图 1-5-3　MR 平扫横断面 DWI

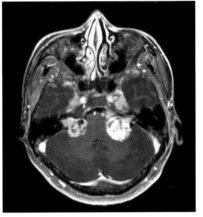

图 1-5-4　MR 增强头颅横断面 T1WI

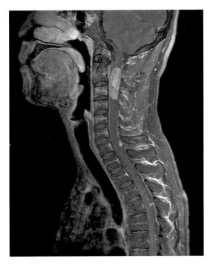

图 1-5-5　MR 增强颈椎矢状面 T1WI

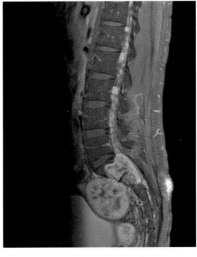

图 1-5-6　MR 增强腰椎矢状面 T1WI

美国国家卫生研究会（NIH）提出的 NF 的诊断标准：

符合下列两条或两条以上即可诊断为神经纤维瘤病 1 型：①6 个或 6 个以上，直径大于 5cm 的皮肤咖啡牛乳色斑；②2 个或 2 个以上任何类型的神经纤维瘤或 1 个丛状神经纤维瘤；③腋窝或腹股沟区雀斑；④视神经胶质瘤或其他脑实质胶质瘤；⑤2 个或 2 个以上虹膜错构瘤（Liseh 结节）；⑥特征性的骨性病变，包括蝶骨大翼发育不良，假关节或长骨骨皮质变薄等；⑦直系一级亲属中有神经纤维瘤病 1 型家族史。

有以下任何一种异常表现的即可诊断为神经纤维瘤病 2 型：①CT 或 MRI 显示双侧听神经瘤；②有家族史伴单侧听神经瘤，或任何下列二个病变：神经纤维瘤；脑膜瘤；胶质瘤；神经鞘瘤；青少年晶状体后包膜下混浊。

四、治疗结果

（一）手术所见

颈部手术术中可见肿瘤位于髓内，色灰红，与正常脊髓界限相对清晰。

（二）病理所见

镜下可见肿瘤细胞中等密度，形态一致，排列呈菊形团及围血管的假菊形团结构，核分裂象少见，血管扩张、充血并出血（见图 1-5-7）。免疫组化染色结果示 Vimentin（＋）、GFAP（＋）、S-100（＋）、EMA（局灶核旁点灶＋）、NEUN（个别细胞＋）、Ki-67（3%）。

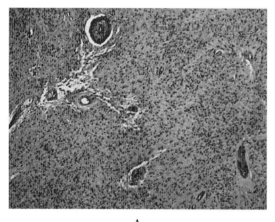
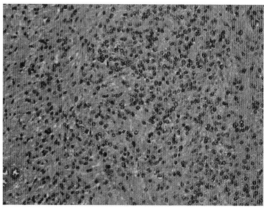

A　　　　　　　　　　　　　　　　B

图 1-5-7　HE 染色图（A、B）

（三）最终诊断

神经纤维瘤病 2 型（neurofibromatosis，NF-2）。

五、讨论和总结

神经纤维瘤病 2 型为常染色体显性遗传性疾病，属神经皮肤综合征疾患之一，主要累及中枢神经系统，双侧听神经瘤为其特征，NF-2 病人的听神经鞘瘤双侧占 82%，发病年龄平均 30 岁。主要表现为脑膜瘤和（或）神经鞘瘤，单发或多发。

NF-2 型 MRI 表现：①双侧听神经瘤。大多数听神经瘤表现为以内听道为中心的边界清楚的不均匀强化占位病变，与岩骨呈锐角。T1WI 常为低、等信号，T2WI 为高信号；瘤体较大时其内可有囊变，信号不均。②可伴脑膜瘤、三叉神经瘤、脊髓内肿瘤（如星形细胞瘤、室管膜瘤和椎管内髓外神经鞘瘤、脊膜瘤等）。③其他颅神经瘤。表现为受累神经的结节样或梭形的增粗伴明显钆剂增强。

由于神经纤维瘤病是不易恶变的良性肿瘤，故一般可以长到比较大，但由于肿瘤为多发病灶，往往难以做到根治，预后不良。

六、亮点精粹

双侧听神经瘤者即可确诊为神经纤维瘤病 2 型。

（赵 静）

参 考 文 献

马占龙，孟欢，李燕，等. 神经纤维瘤病多灶性分布的临床影像学表现分析［J］. 实用放射学杂志，2016，32（11）：1669-1671，1680.

SPILBERG G, MARCHIOR E, GASPARETTO E L, et al. Magnetic resonance findings of neurofibromatosis type 2: a case report [J]. Cases J. 2009, 2: 6720.

病例 6　儿童小脑占位

一、病历摘要

患者，男，2 岁，5 天前发现患儿右眼斜视，偶有肢体震颤，行头颅 CT 后发现"颅脑占位"。

二、影像征象描述

小脑上蚓部可见不规则肿块影，呈分叶状，边界清晰。大小约 3.9cm×5.5cm×4.4cm，在 T1WI 上呈稍低信号，在 T2WI 上呈稍高信号。在 DWI 上信号不均匀增高；肿块以实性成分为主，内可见囊变。肿块边缘可见流空血管影。肿块占位效应明显，双侧小脑半球、脑干受压；周围脑实质水肿；第四脑室受压变窄（见图 1-6-1～图 1-6-5）。

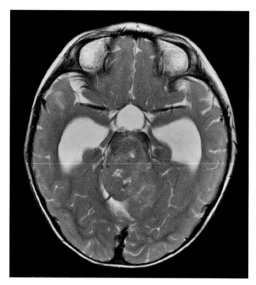

图 1-6-1　MR T2WI 横断面

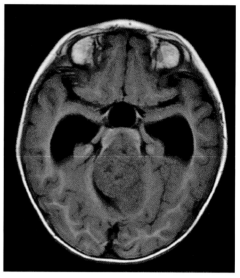

图 1-6-2　MR T1WI 横断面

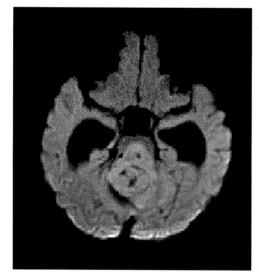

图 1-6-3　MR DWI 横断面

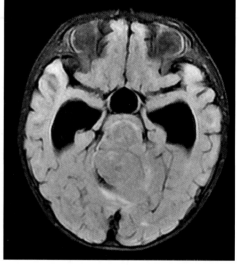

图 1-6-4　MR T2FLAIR 横断面

三、诊断思路及鉴别诊断

患者为男性幼童，急性起病。头颅 MR 平扫示小脑上蚓部占位性病变伴囊变。诊断方向：①髓母细胞瘤；②室管膜瘤。

　　儿童髓母细胞瘤常发生在小脑上蚓部，以实性成分为主，可伴囊变；而室管膜瘤位于四脑室内，并容易沿四脑室侧孔向两侧桥小脑角池生长，呈囊实性。

四、治疗结果

（一）手术所见

小脑囊实性占位，实性部分质韧，血供较丰富。

（二）病理所见

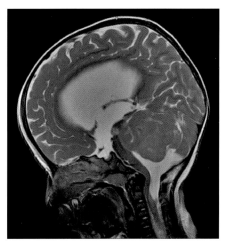

图 1-6-5　MR T2WI 矢状面

髓母细胞瘤，结节型，WHO Ⅳ级（见图 1-6-6）。

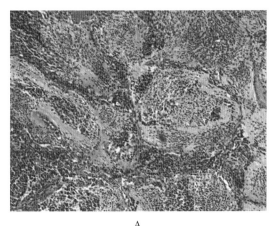
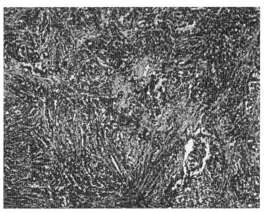

A　　　　　　　　　　　　　　B

图 1-6-6　HE 染色图（A、B）

五、讨论和总结

　　髓母细胞瘤是后颅窝第二常见的肿瘤，仅次于星形细胞瘤，主要见于 15 岁以前的儿童，恶性程度高，预后差，病理分级为 WHO Ⅳ级。儿童髓母细胞瘤常发生在小脑上蚓部。

　　CT 上常表现为位于小脑上蚓部或第四脑室顶部的肿块，相对脑实质呈稍高密度，周围可见低密度水肿带。肿块囊变常见，钙化可见。增强扫描实性部分明显强化。

　　在 MR 扫描中，肿块在 T1WI 上呈等或稍低信号，在 T2WI 上呈不均匀高信号，囊变常见，增强扫描一般呈明显不均匀强化。可能见到脑室梗阻扩张，但不常见。可伴有脑脊液播散。

最主要的鉴别诊断是室管膜瘤，通常我们认为室管膜瘤容易沿四脑室侧孔向两侧桥小脑角池生长，而髓母细胞瘤一般位于四脑室的顶部。另外室管膜瘤 CT 平扫一般相对于脑实质呈稍低密度。

六、亮点精粹

儿童幕下占位，位于小脑上蚓部，以实性成分为主，应考虑髓母细胞瘤可能性。髓母细胞瘤较室管膜瘤差，应注意鉴别。

（乔　健）

参 考 文 献

丛蕾，王新胜，林超，等. 髓母细胞瘤的 CT、MRI 影像表现与病理分析［J］. 南方医科大学学报，2010，30（5），1117-1119.
侯欣怡，马丁，高培毅，等. 儿童髓母细胞瘤的影像学表现［J］. 儿科影像，2015，30：670-672.
KOELLER K K, RUSHING E J. From the archives of the AFIP medulloblastoma: a comprehensive review with radiologic-pathologic correlation [J]. RadioGraphics, 2003, 23: 1613-1637.

病例 7　成人幕下四脑室肿瘤

一、病历摘要

患者，男，22 岁，两月前无明显诱因出现头痛；3 天前头痛加重并恶心，不思饮食。在当地查头颅 MR，发现"四脑室占位"。

二、影像征象描述

第四脑室内可见一铸型生长囊实性肿块，边界清晰，大小约 3.2cm×4.1cm×6.1cm，在 T1WI 上呈不均匀低信号，在 T2WI 上呈不均匀高信号，内可见多发分隔，增强扫描实性部分中度强化，囊性部分无强化。肿块向下蔓延至枕骨大孔，右侧蔓延至右侧外侧孔。脑室系统积水（见图 1-7-1～图 1-7-6）。

三、诊断思路及鉴别诊断

患者为青年男性，慢性起病，头颅 MR 平扫示第四脑室内铸型生长囊实性肿块，通过枕骨大孔、外侧孔向外生长。诊断方向：①室管膜瘤；②髓母细胞瘤。

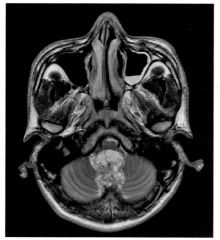

图 1-7-1　MR T2WI 横断面

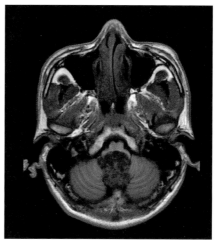

图 1-7-2　MR T1WI 横断面

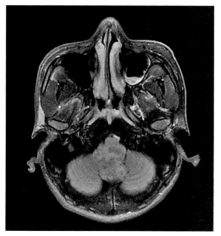

图 1-7-3　MR T2FLAIR 横断面

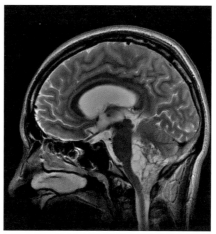

图 1-7-4　MR T2WI 矢状面

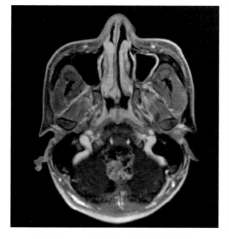

图 1-7-5　MR T1WI 增强横断面

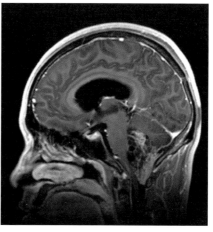

图 1-7-6　MR T1WI 增强矢状面

　　幕下室管膜瘤位于四脑室内，并容易沿四脑室侧孔向两侧桥小脑角池生长，呈囊实性。而成人髓母细胞瘤一般位于小脑半球，实性成分为主，占位效应明显。

四、治疗结果

（一）手术所见

四脑室底部肿瘤，色红、质软，血供丰富。

（二）病理所见

室管膜瘤（WHO Ⅱ级），局灶伴有间变（WHO Ⅲ级）（见图1-7-7）。

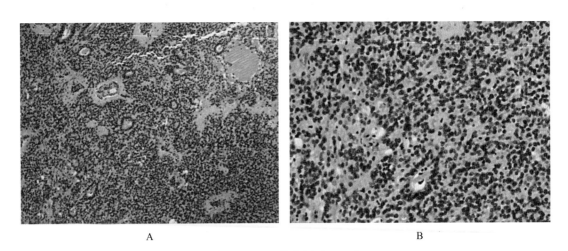

A   B

图1-7-7   HE染色图（A、B）

五、讨论和总结

　　室管膜瘤占脑室内肿瘤3%～5%，主要起源于脑室壁的室管膜细胞，60%位于后颅窝，40%位于幕上。后颅窝室管膜瘤的中位年龄为6岁，幕上室管膜瘤发生的年龄为18～24岁。

　　室管膜瘤在CT上表现为不均匀低密度肿块，常常见到囊变和小块钙化。在MR上表现T1WI低信号，T2WI不均匀高信号，增强扫描不均匀强化。囊变常见，出血少见。脑室内室管膜瘤可能会侵犯脑实质，造成周围脑实质血管源性水肿。

　　第四脑室的室管膜瘤会铸型填充四脑室，并可能会通过第四脑室侧孔、第四脑室正中孔、枕骨大孔蔓延；这一蔓延特征是室管膜瘤的特征性表现。室管膜瘤小概率会沿脑脊液播散种植。

　　鉴别诊断：主要是髓母细胞瘤，成人髓母细胞瘤一般位于小脑半球，无沿脑室蔓延的特征，CT平扫密度一般略高于脑实质。

六、亮点精粹

　　青年人第四脑室囊实性占位，铸型生长，通过第四脑室周围孔道向外蔓延生长，要考虑室管膜瘤可能。

（乔　健）

参 考 文 献

肖道雄，孙胜军，彭吉东，等. 第四脑室室管膜瘤的 CT、MRI 影像表现［J］. 临床放射学杂志，2012，31（6）：782-785.

SMITH A B, SMIRNIOTOPOULOS J G, Horkanyne-Szakaly I. From the radiologic pathology archives, intraventricular neoplasms: radiologic-pathologic correlation [J]. RadioGraphics, 2013, 33 (1): 21-43.

病例 8　成人额叶占位

一、病历摘要

　　患者，男，52 岁，患者一周前于家中突然出现抽搐发作，发作后倒地，意识不清，牙关紧咬，四肢抽动，持续约数分钟后自行缓解。于当地头 CT 提示左侧额叶占位。

二、影像征象描述

　　左侧额叶皮质及皮质下、胼胝体膝部可见片状异常信号影，边界不清，范围约 6.8cm×4.8cm×5.7cm，在 T1WI 上呈等低信号，在 T2WI 及 T2FLAIR 上呈不均匀高信号，在 DWI 上呈稍高信号，增强扫描未见明确强化（见图 1-8-1～图 1-8-6）。

三、诊断思路及鉴别诊断

　　患者为中年男性，急性起病。头颅 MR 平扫示左侧额叶占位，累及皮质及胼胝体，未见强化。诊断方向考虑低级别胶质瘤，主要考虑：①弥漫性星形细胞瘤；②少突胶质细胞瘤。

　　弥漫性星形细胞瘤与少突胶质细胞瘤属于脑内常见的低级别胶质瘤，均可表现为不强化。但是，前者一般仅累及皮质下，皮质受累罕见；后者常表现皮质受累。此外 CT 上出现不规则钙化是少突胶质细胞瘤的特点。

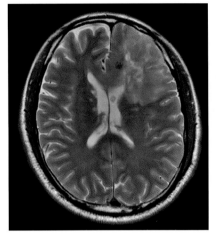

图 1-8-1　MR T2WI 横断面

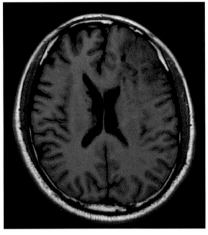

图 1-8-2　MR T1WI 横断面

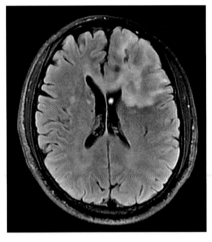

图 1-8-3　MR T2FLAIR 横断面

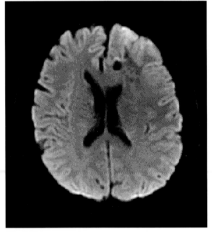

图 1-8-4　MR DWI 横断面

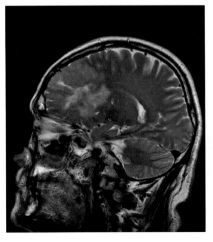

图 1-8-5　MR T2WI 矢状面

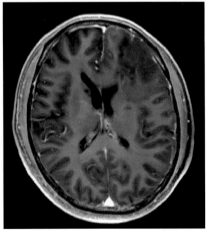

图 1-8-6　MR T1WI 增强横断面

四、治疗结果

（一）手术所见

手术可见额叶被肿瘤侵袭，色灰，边界不清；深达胼胝体，后达侧裂，前达额极。

（二）病理所见

少突胶质细胞瘤（WHO Ⅱ级）（见图1-8-7）。

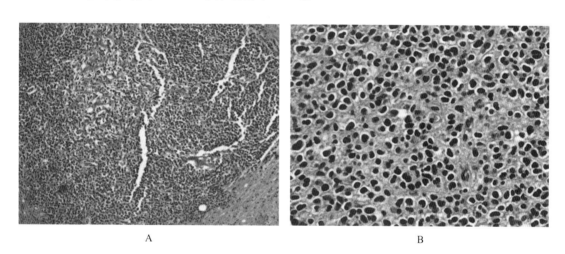

图1-8-7　HE染色图（A、B）

五、讨论和总结

少突胶质细胞起源的肿瘤属于神经上皮性肿瘤，分为少突胶质细胞瘤（WHO Ⅱ级）和间变性少突胶质细胞瘤（WHO Ⅲ级）。少突胶质细胞起源的肿瘤占成人脑胶质瘤的33%，是继多形性胶质母细胞瘤之后，第二位的成人脑胶质瘤。

少突胶质细胞瘤好发于额叶，病变常累及皮质，肿瘤很少累及中线结构移位。少突胶质细胞瘤体积差异较大，MR信号常不均匀，常见到囊变和钙化。少突胶质细胞瘤很少伴有瘤周血管源性水肿。增强扫描Ⅱ级少突胶质细胞瘤很少强化，Ⅲ级间变性少突胶质细胞瘤强化较为常见，强化方式可呈完全强化或部分强化，部分可见结节状强化。

少突胶质细胞瘤应与星形细胞瘤相鉴别，鉴别要点如下：少突胶质细胞瘤多发生于大脑的表浅部位，而星形细胞瘤多发生于大脑深部；少突胶质细胞瘤周围多无或仅有轻度水肿，而星形细胞瘤则多有不同程度的瘤周水肿，且中度水肿较多见；少突胶质细胞瘤通常不引起中线结构移位或仅有轻度的中线结构移位；少突胶质细胞瘤钙化率明显高于星形细胞瘤。

六、亮点精粹

成人大脑半球浅表部位，累及皮质，应考虑少突胶质细胞瘤；本病发病几率以额叶最高。

（乔　健）

参 考 文 献

陈涓，陈敏，郭锬. 少突胶质细胞瘤的诊断与鉴别诊断［J］. 放射学实践，2009，24（6）：595-599.

殷敏敏，徐丽艳，余永强，等. 间变性少突胶质细胞瘤的 MR 诊断与鉴别诊断［J］. 安徽医学，2017，38（4）：468-470.

KOELLER K K, RUSHING E J. From the Archives of the AFIP oligodendroglioma and its variants: radiologic-pathologic correlation [J]. RadioGraphics, 2005, 25: 1669-1688.

病例 9　中老年颅内占位

一、病历摘要

患者，男，61 岁，头晕头疼伴记忆力减退 20 天。

二、影像征象描述

右侧额叶内占位，边界不清，累及胼胝体膝部和体部，病灶大小约 2.1cm×3.6cm×2.4cm，在 T1WI 上呈等或稍低信号，在 T2WI 上呈等或稍高信号，在 DWI 上呈不均匀高信号。增强扫描明显不均匀强化。右侧额叶病灶周围可见瘤周水肿（见图 1-9-1～图 1-9-6）。

三、诊断思路及鉴别诊断

患者为老年男性，亚急性病程。头颅 MR 示右侧额叶内占位性病变，累及胼胝体，强化明显。诊断方向主要考虑：①中枢神经系统淋巴瘤；②胶质母细胞瘤。

胶质母细胞瘤与中枢神经系统淋巴瘤分别为中老年人发病率第 1 位、第 2 位的原发性脑内肿瘤性病变。一般都表现为强化明显的占位性病变，但胶质母细胞瘤的常常出现出血及坏死，而淋巴瘤相对信号均匀一致。此外，淋巴瘤的弥散高信号更为显著，并经常通过胼胝体累及对侧大脑半球。

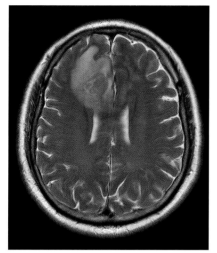

图 1-9-1　MR T2WI 横断面

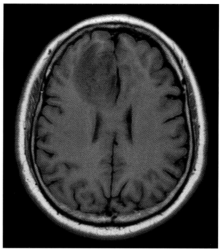

图 1-9-2　MR T1WI 横断面

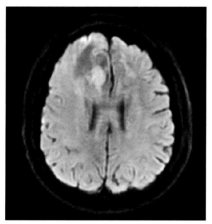

图 1-9-3　MR DWI 横断面

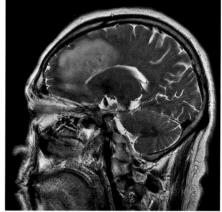

图 1-9-4　MR T2WI 矢状面

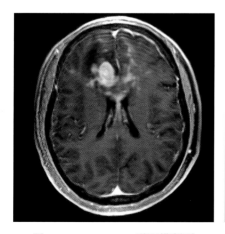

图 1-9-5　MR T1WI 增强横断面

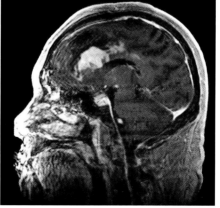

图 1-9-6　MR T1WI 增强矢状面

四、治疗结果

（一）手术所见

手术可见右侧额叶肿瘤，色灰黄，部分呈瓷白色，边界不清，周围可见水肿带。肿瘤通过胼胝体向左侧侵袭。

（二）病理所见

恶性淋巴瘤，弥漫大 B 型（见图 1-9-7）。

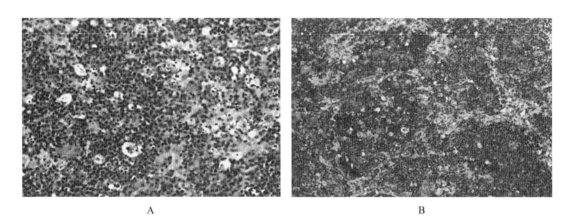

A   B

图 1-9-7　HE 染色图（A、B）

五、讨论和总结

中枢神经系统淋巴瘤以往认为是一种少见的中枢神经系统肿瘤。但近年来发病率逐渐提高，其中原发性中枢神经系淋巴瘤占原发性中枢神经肿瘤的 6%～15%。它可以发生于任何年龄段，其中 40～60 岁人群相对多见。

病灶在 CT 平扫上一般呈高密度，增强扫描明显强化。MR 扫描是诊断此疾病的重要方法，病灶在一般位于脑实质深部，以幕上分布为主。在 MR 图像上可呈类圆形、卵圆形；少部分病灶呈脑回状，大部分病变边界清晰。病灶在 T1WI 上呈等或稍低信号，在T2WI 上信号均匀，强度介于灰白质之间。DWI 上一般呈显著高信号。肿瘤占位效应一般不明显。增强扫描大多数均匀明显强化。PWI 上呈低灌注表现。

主要鉴别诊断：高级别胶质瘤。一般呈长 T1、长 T2 信号，易出现囊变坏死，增强扫描多呈不均匀环形强化，常规 MRI 不易与环形强化的原发性中枢神经系统淋巴瘤鉴别。在 DWI 成像胶质瘤 ADC 值明显高于原发性中枢神经系统淋巴瘤。在 PWI 成像胶质瘤实质区呈高灌注表现。

六、亮点精粹

　　淋巴瘤是中老年人除胶质母细胞瘤之外最常见的脑内原发性肿瘤。一般位于脑实质深部，并经常通过胼胝体累及对侧大脑半球。增强扫描由于血脑屏障破坏呈明显强化，然而由于自身是乏血供肿瘤，在 PWI 上呈低灌注。

（乔　健）

参 考 文 献

王增奎，庞军，郑彩端. 磁共振常规及其功能成像在原发性颅内淋巴瘤的应用价值［J］. 实用放射学杂
　　志，2015，31（2）：193-196.
KOELLER K K, SMIRNIOTOPOULOS J G. From the archives of the AFIP primary central nervous system
　　lymphoma: radiologic-pathologic correlatio [J]. RadioGraphics, 1997, 17: 1497-1526.

病例 10　鼻腔鼻窦病变

一、病历摘要

　　患者，男，63 岁，一年前无明显诱因出现鼻塞，右侧为主，伴睡眠时鼻塞加重，张口呼吸。一个月前加重，经鼻腔冲洗，鼻喷激素治疗无明显好转。

二、影像征象描述

　　右侧鼻腔、右侧上颌窦开口内可见软组织占位，向后达后鼻孔及鼻咽腔内。CT 扫描呈软组织密度影。MR 扫描在 T1WI 呈等信号，T2WI 呈不均匀高信号，增强扫描明显不均匀强化，部分呈栅栏状强化。右侧上颌窦开口受阻，右侧上颌窦黏膜增厚（见图 1-10-1～图 1-10-5）。

三、诊断思路及鉴别诊断

　　老年男性，慢性起病，右侧窦口鼻道复合体软组织占位，强化明显。继发右侧上颌窦阻塞性炎症。诊断考虑：鼻内翻乳头状瘤。
　　主要鉴别：鼻息肉。鼻息肉一般统计较小，常多发，附着于鼻甲生长，增强扫描一般为边缘强化，中心内容物强化不明显。由于内部含水量丰富，在 T2WI 上呈较高信号。

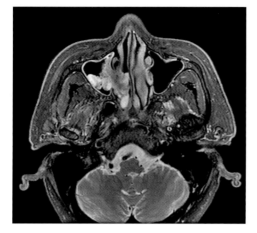

图 1-10-1   MR T2WI 横断面

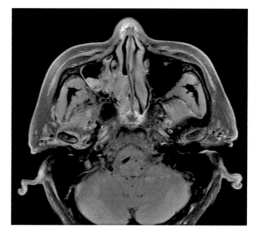

图 1-10-2   MR T2FLAIR 横断面

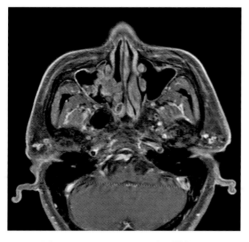

图 1-10-3   MR T1WI 增强横断面

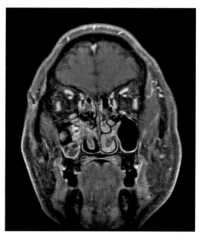

图 1-10-4   MR T1WI 增强冠状面

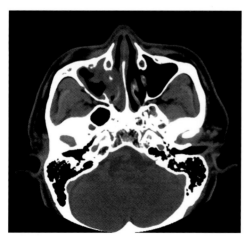

图 1-10-5   CT 平扫横断面

四、治疗结果

（一）手术所见

可见突向右侧中鼻道的新生物，触之表面易出血。打开上颌窦开口，见肿物部分位于右侧上颌窦内。

（二）病理所见

鼻内翻乳头状瘤（鼻窦起源）（见图 1-10-6 ）。

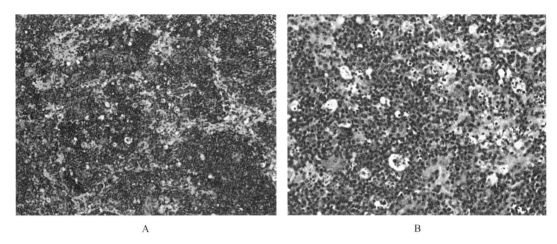

A　　　　　　　　　　　　　　B

图 1-10-6　HE 染色图（A、B）

五、讨论和总结

内翻性乳头状瘤是鼻腔和鼻窦内较常见的肿瘤，在组织学上属于良性肿瘤，呈多发性、匐匍性生长，具有局部浸润、易破坏周围组织、切除后极易复发且有恶变倾向等特点，因此属于良性与恶性之间的边缘肿瘤。

CT 可清晰地显示内翻乳头状瘤的起源部位及范围，明确有无骨质硬化及破坏。鼻内翻乳头状瘤几乎是单侧发病，双侧发病极少见，仅占 4%，68%～90% 的病例发生于鼻腔外侧壁近中鼻道区域，仅少数病例起源于鼻窦。

病变在 MRI 上多呈分叶状，边界清楚，与邻近肌肉比较，T1WI 多呈等信号，T2WI 多呈不均匀高信号；与鼻中隔黏膜比较，病变增强后多为明显不均匀强化。在 T2WI 或增强 T1WI 上，病变内部结构多呈较规整的栅栏状，也称为卷曲脑回状。

鉴别诊断主要包括鼻息肉及真菌球。鼻息肉多数双侧同时发病，单侧发病相对少见，由于组织学上绝大多数为水肿型，CT 平扫密度相对稍低，增强扫描一般为边缘强化，中心内容物强化不明显；而 MRI T2WI 多为明显高信号，增强后增生肥厚的组织及黏膜明显强化，内容物一般无强化。真菌球常发生于上颌窦，CT 可显示病变内多有点、条状钙化；而在 MRI T2WI 上呈明显低信号。

六、亮点精粹

窦口鼻道复合体占位，内翻性乳头状瘤最为常见，"栅栏状"或"卷曲脑回状"强化是特征性表现。

（乔　健）

参 考 文 献

陈小丽，刘建滨，毛志群，等. 鼻腔及鼻窦内翻乳头状瘤的影像学分析［J］. 实用临床医学，2012，13
（5）：73-76.

AILBERY S M, CHALJUB G, Cho N L, et al. MR Imaging of Nasal Masses [J]. RadioGraphics, 1995, 15 (6):
1311-1327.

病例 11　颅内多发结节状强化病灶

一、病历摘要

患者，男，16 岁，间断咳嗽、憋气 5 月，头痛 2 个月，加重 1 天。

二、影像征象描述

双侧大脑半球皮质下、左侧丘脑、脑干多发结节状异常信号，在 T1WI 上呈稍低信号，
在 T2WI 上呈高信号，在 DWI 上信号不高；增强扫描呈明显强化；较大病灶约 10mm（见
图 1-11-1～图 1-11-5）。

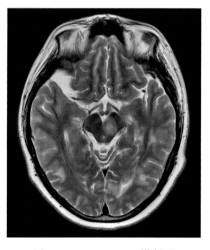

图 1-11-1　MR T2WI 横断面

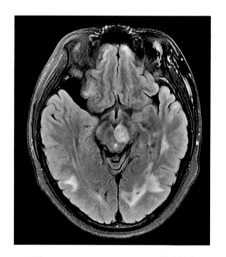

图 1-11-2　MR T2FLAIR 横断面

三、诊断思路及鉴别诊断

患者为青少年男性，慢性起病，头颅 MR 增强发现脑内多发异常强化结节，诊断方

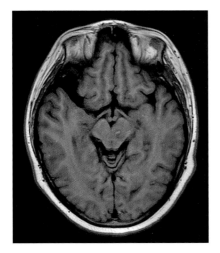

图 1-11-3　MR T1WI 横断面

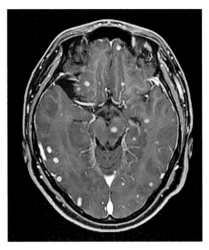

图 1-11-4　MR T1WI 增强横断面

向：①多发颅内结核瘤；②多发性颅内占位，如血管网状细胞瘤（VHL 综合征）、神经纤维瘤病等。

主要从临床表现进行鉴别：本患者有肺部症状，应考虑肺结核伴颅内结核可能；同时患者 T-B SPOT 为阳性，故考虑颅内结核这一诊断。VHL 综合征患者一般同时伴有脊髓、肾、肾上腺等其他器官多发占位；而神经纤维瘤病患者一般也伴有椎管内占位或者听神经瘤。

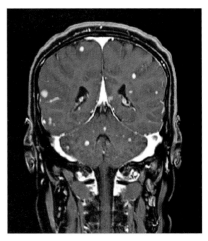

图 1-11-5　MR T1WI 增强冠状面

四、治疗结果

患者为腰穿，发现脑脊液白细胞升高，蛋白升高，糖氯化合物轻度减低。T-B SPOT 为阳性。规律抗结核治疗后好转。

临床诊断结核性脑炎。

五、讨论和总结

大多数结核性脑炎是由于结核菌的血行播散所导致的。

可发生于脑实质的任何部位，表现为多发类圆形结节病灶，大小不一，部分融合。

小的病灶称为结核结节（直径＜5mm），平扫显示 T1WI 呈稍低信号，T2WI 序列为稍高信号，T2 FLAIR 序列为高信号，增强后病灶呈明显强化的小结节，无明显水肿。

大的病灶称为结核瘤（直径＞5mm），在 T2WI 上往往可见一个坏死核心，如果是干酪样坏死，则核心呈低信号；如果是液化坏死，核心呈高信号。增强扫描病灶呈环形强化。

六、亮点精粹

有临床结核症状的患者，如出现颅内多发结节样强化，需考虑颅内结核可能；确定诊断，还要依靠脑脊液检查。

（乔　健）

参 考 文 献

牛玉兰，唐桂波. 3.0T MRI 对颅内结核影像学特征命名、分型的研究进展［J］. 世界最新医学信息文摘，2015（88）：185-187.

HARISINGHANI M G, McLoud T C, Shepard J A, et al. Tuberculosis from Head to toe [J]. RadioGraphics, 2000, (2): 449-470, 532.

病例 12　斜坡占位

一、病历摘要

患者，女，38 岁，间断头痛、鼻塞、进行性视力下降 20 余年。

二、影像征象描述

斜坡前部可见骨质破坏，边界较清，病变向前突入蝶窦内，范围约 2.4cm×2.5cm×2.4cm，病变主体呈长 T1 长 T2 信号，内可见点状低信号，可见少许出血信号，增强后病灶主体呈蜂窝状强化。垂体强化未见明确异常（见图 1-12-1～图 1-12-5）。

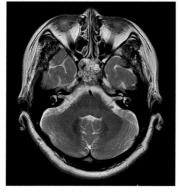 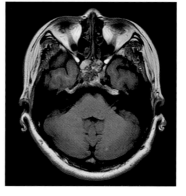

图 1-12-1　MR T2WI 横断面　　　　图 1-12-2　MR T1WI 横断面

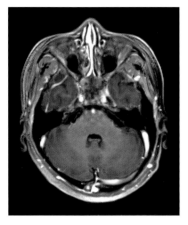

图 1-12-3 MR T1WI 增强横断面

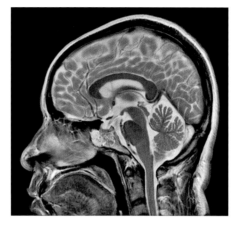

图 1-12-4 MR T2WI 矢状面

三、诊断思路及鉴别诊断

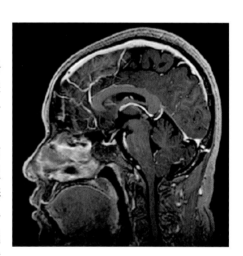

患者为中年女性，慢性病变，头颅 MR 提示斜坡骨质破坏伴肿块样强化。诊断方向考虑斜坡骨来源肿瘤，最常见为脊索瘤。鉴别诊断考虑：①软骨肉瘤；②蝶鞍内肿瘤，如垂体瘤。

鞍内肿瘤，如垂体瘤，一般伴有正常垂体结构的消失；如侵犯周围骨质，一般表现为骨质压迫吸收改变。本病例正常垂体强化存在；且有明确的膨胀性骨质破坏，故可排除鞍内肿瘤。软骨肉瘤一般发生于 C1～C2 水平而非斜坡水平，且位于中线旁，可见到软骨小叶结构，本病例无此特点，不首先考虑此诊断。

图 1-12-5 MR T1WI 增强矢状面

四、治疗结果

（一）手术所见

肿瘤位于斜坡，向下方侵犯蝶窦，色灰、质硬韧，与周围组织分界不清。

（二）病理所见

脊索瘤（见图 1-12-6）。

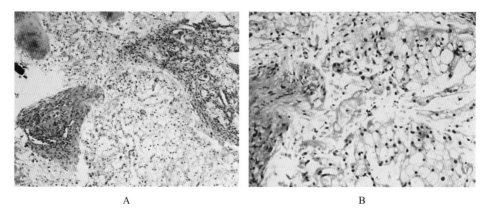

图 1-12-6　HE 染色图（A、B）

五、讨论和总结

脊索瘤来源于胚胎残留的脊索组织，是一种罕见的恶性肿瘤；占原发性骨肿瘤的 4%，其中颅内脊索瘤占颅内肿瘤的 1%。最常见的发病部位是骶尾骨，第二常见部位即为斜坡。

脊索瘤在 CT 表现为局限性膨胀性生长的软组织肿块，伴溶骨性骨质破坏；瘤内常见"钙化"（通常认为是骨质破坏造成的，也有软骨样变继发的真正钙化）。增强扫描中度或明显强化。

在 T1WI 上脊索瘤呈中低信号。在 T2WI 上脊索瘤呈明显的高信号，以低信号的分隔伴高信号的小叶状结构最典型。由于钙化、出血、蛋白的存在，脊索瘤在 T2WI 上可以表现为信号不均匀。增强扫描大多数肿瘤中度或明显强化，有时候呈"蜂巢样"外观。少数肿瘤增强扫描呈轻微强化甚至无强化，这是由于肿瘤坏死或黏液变严重造成的。

手术治疗是脊索瘤的首选治疗方法。

鉴别诊断：

软骨肉瘤：经常位于颅底中线一侧（脊索瘤常位于中线）；肿瘤内可以看到弧形、线状、分叶状钙化，为软骨小叶的钙化。

六、亮点精粹

本病例判断骨质破坏征象非常重要；进而可以确定骨来源的肿瘤。而斜坡骨肿瘤以脊索瘤最为常见。

（乔　健）

参 考 文 献

郑琼娜，郑汉朋，潘阿善，等. 颅底脊索瘤的 CT 和 MRI 影像表现特征［J］. 医学影像学杂志，2018，

28（7）：1057-1060.

Erdem E, Angtuaco E C, Van Hemert R, et al. Comprehensive review of intracranial chordoma [J]. RadioGraphics, 2003, 23 (4): 995-1009.

病例 13 中老年颅内脑外占位

一、病历摘要

患者，女，50 岁，头痛、头晕伴视物模糊 2 天余。

二、影像征象描述

左侧枕叶表面见一个不规则形囊实性肿块，边界清楚，大小约 3.5cm×4.4cm×11.1cm；侵犯上下矢状窦和窦汇；肿块实性部分和囊性部分分隔明显强化。肿块周围脑实质内可见少许水肿，邻近脑组织及侧脑室受压，中线结构右偏（见图 1-13-1～图 1-13-6）。

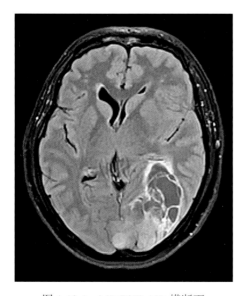

图 1-13-1 MR T2FLAIR 横断面

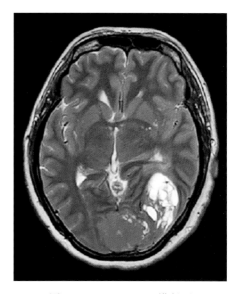

图 1-13-2 MR T2WI 横断面

三、诊断思路及鉴别诊断

中年女性，急性病程，头颅 MR 提示左侧枕叶囊实性占位，略突出脑外生长，侵犯上下矢状窦和窦汇。诊断方向考虑脑外肿瘤，主要考虑：①侵袭性脑膜瘤；②血管周细胞瘤（孤立性纤维瘤）。

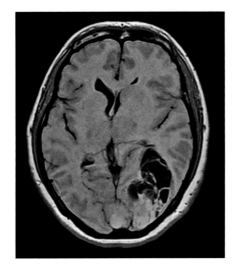

图 1-13-3　MR T1WI 横断面

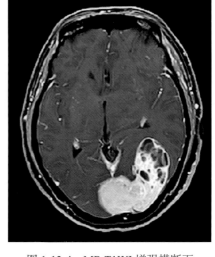

图 1-13-4　MR T1WI 增强横断面

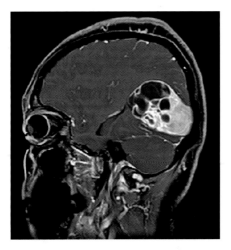

图 1-13-5　MR T1WI 增强矢状面

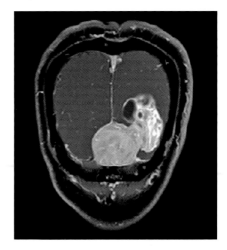

图 1-13-6　MR T1WI 增强冠状面

　　位于大脑半球凸面的脑外肿瘤，最常见为脑膜瘤，其次为血管周细胞瘤。两者都强化明显。区别在于：前者周围侵犯少见，后者周围侵犯常见；前者经常与脑膜宽基底相连，后者表现为窄基底；前者 T2WI 信号偏低，囊变少见而钙化多见，后者 T2WI 信号较高，囊变常见而钙化罕见。本病例征象更接近血管周细胞瘤，但鉴于脑膜瘤发病率较高，且经常表现不典型，故不能排除侵袭性脑膜瘤。

四、治疗结果

（一）手术所见

　　肿瘤位于窦汇部位，局部硬膜破坏，肿瘤突入左枕叶。肿瘤色灰红、质地较软、血供极为丰富。

（二）病理所见

颅内间变形血管周细胞瘤（WHO Ⅲ级）（见图 1-13-7）。

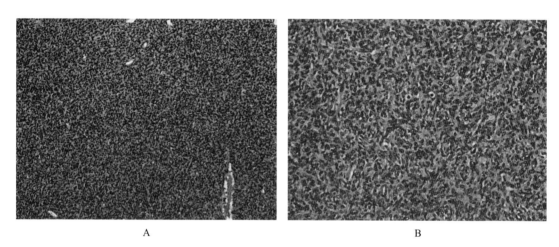

A　　　　　　　　　　　　　　　B

图 1-13-7　HE 染色图（A、B）

五、讨论和总结

颅内血管周细胞瘤（hemangiopericytoma，HPC）是一种少见的发生于中枢神经系统的恶性肿瘤（约占 0.4%）。HPC 起源于毛细血管上的 Zimmerman 外皮细胞，2016 年 WHO 分类将其分属于"孤立性纤维性肿瘤 / 血管周细胞瘤"。

影像学表现：肿瘤一般较大，平均大小约 5cm。肿瘤一般生长较快，所以一般呈分叶状。坏死和囊变多见，反映了肿瘤的生长速度较快及营养的相对缺乏。邻近颅骨骨质破坏多见，表明肿瘤有侵袭性。增强扫描肿瘤明显强化，说明肿瘤血供丰富。

鉴别诊断：

恶性脑膜瘤：恶性脑膜瘤在 50 岁的女性中更为常见，而血管周细胞瘤多见于 40 多岁的男性。恶性脑膜瘤通常是由一个宽的基底连接到脑膜上的，而血管周细胞瘤通常被一个狭窄的基底连接到脑膜上。血管周细胞瘤显示出更大的体积和不规则的形状，坏死和囊肿更多见，颅骨侵蚀相对少见；恶性脑膜瘤的体积更小，坏死和囊肿更少见，颅骨侵蚀更常见。

六、亮点精粹

脑外肿瘤，如伴有周围侵犯征象，需考虑血管周细胞瘤，主要与恶性脑膜瘤鉴别。

（乔　健）

参 考 文 献

王莉, 曲海源. 颅内血管周细胞瘤与脑膜瘤 MR 影像对比分析 [J]. 中国 CT 和 MRI 杂志, 2016 (2): 8-11.

BAI L C, LUO T Y, ZHU H, et al. MRI features of intracranial anaplastic hemangiopericytoma [J]. Oncol Lett, 2017, 13 (5): 2945-2948.

病例 14　颈胸髓内占位

一、病历摘要

患者, 男, 33 岁, 2 个月前无明显诱因出现颈部疼痛, 呈持续性, 保守治疗后无缓解, 1 个月后双上肢出现麻木无力, 双下肢活动障碍, 小便障碍, 就诊外院查 MRI: 颈胸髓内病变, 性质待定, 现为进一步诊治入我院治疗。余病史无特殊。

二、影像征象描述

矢状位 T2WI 以及 T1WI 显示 C4～T3 水平脊髓肿胀增粗, 髓内见一个边界不清的 T2WI 稍高信号, T1 低信号肿块。横轴位 T2WI 显示病变偏心性生长。横轴位及矢状位增强 T1WI 显示病灶不均匀明显强化 (见图 1-14-1～图 1-14-5)。

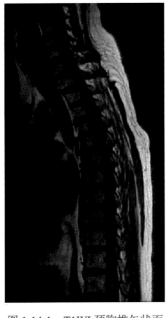

图 1-14-1　T1WI 颈胸椎矢状面

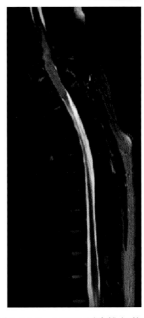

图 1-14-2　T2WI 颈胸椎矢状面

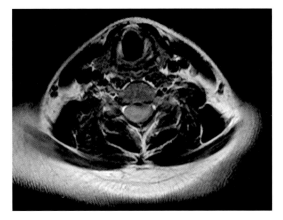
图 1-14-3　T2WI 颈椎横断面

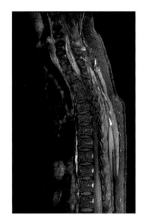
图 1-14-4　T1WI 增强颈胸椎矢状面

三、诊断思路及鉴别诊断

患者为中年男性，以颈部不适起病，迅速进展为双下肢活动障碍。MRI 平扫及增强显示颈胸髓内占位性病变，边界模糊，偏心性生长，不均匀明显强化。诊断方向：①室管膜瘤；②弥漫星形细胞胶质瘤，高级别？

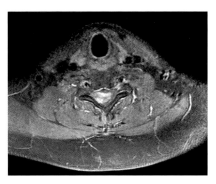
图 1-14-5　T1WI 增强颈椎横断面

脊髓胶质瘤最常见类型为室管膜瘤，其次为星形细胞瘤。室管膜瘤典型 MRI 特征包括：①囊变。瘤内肿瘤性囊变占 22%，瘤周非肿瘤性囊变占 62%；②脊髓空洞，发生率为 9%～50%；③瘤周水肿：60% 的病例出现瘤周水肿；④帽征（T2WI 上肿瘤边缘低信号含铁血黄素），发生率 20%～33%；⑤与颅内室管膜瘤相比，钙化少见；⑥明显强化。

相比较室管膜瘤，星形细胞瘤 MRI 特征包括：①好发于儿童，是儿童最常见的髓内肿瘤；②偏心性生长；③边界不清；④囊变、出血少见；⑤不均匀片状强化。

初步诊断：颈胸髓内占位，星形细胞瘤。

四、治疗结果

（一）手术所见

切开硬脊膜并悬吊，暴露脊髓，见脊髓肿胀，沿右侧齿状韧带内侧切开脊髓，见肿瘤位于脊髓右侧偏腹侧面，色暗红，血供丰富，边界不清。

（二）病理所见

高级别胶质瘤，瘤细胞密集分布不均，细胞核异形性明显，可见核分裂象，瘤组织内小血管增生，并见血管周围淋巴套袖，未见肿瘤性坏死灶，结合免疫组化染色结果：GFAP（＋）、S-100（部分＋）、P53（1%～5%＋）、H3K27M（＋）、MAP2（＋）、CD34（血管＋）、KI-67（35%＋）。

（三）最终诊断

弥漫中线胶质瘤，H3K27M 突变（WHO Ⅳ级）。

五、讨论和总结

H3 K27M 突变型弥漫中线胶质瘤（H3 K27M-mutant diffuse midline glioma）是发生在神经系统中线位置，伴有 K27M 突变的高级别胶质瘤，WHO Ⅳ级。H3 K27M 突变型弥漫中线胶质瘤主要发生于儿童，也可见于成人，中间年龄为 5～11 岁，无性别差异，最常见的位置包括脑干、丘脑和脊髓。大多数患者在短期内（1～2 月）即可造成脑干功能障碍或脑脊液阻塞，患者常表现为颅内高压或步态异常。

大体病理上，肿瘤细胞对脑实质的弥漫性浸润导致所在部位脑组织肿胀和结构失常，发生在脑桥的典型表现是脑桥对称或不对称梭形肿大，有时呈外生性生长，包绕基底动脉。CT 表现为均质低密度肿块，少许或无强化，偶尔内可见坏死区；MRI 为长 T1 长 T2 均质肿块，边界不清，少许或无强化（放疗后可出现强化），强化幅度和预后可能有关系，DWI 扩散轻度受限；肿瘤可以沿着软脑膜进行浸润播散。

六、亮点精粹

髓内占位，T2WI 上呈均匀稍高信号，边界不清，无出血、囊变，倾向于星形细胞瘤；若增强为少许或无强化，伴有软脑膜的累及，应考虑 H3 K27M 突变型弥漫中线胶质瘤可能。

（赵本琦）

参 考 文 献

ABOIAN M S, SOLOMON D A, Felton E, et al. Imaging characteristics of pediatric diffuse midline gliomas with histone H3 K27M mutation [J]. Am J Neuroradiol, 2017, 38 (4): 795-800.

SEO H S, KIM J H, LEE D H, et al. Nonenhancing intramedullary astrocytomas and other MR imaging features: a retrospective study and systematic review [J]. Am J Neuroradiol, 2010, 31 (3): 498-503.

SMITH A B, SODERLUND K A, RUSHING E J et al. Radiologic-pathologic correlation of pediatric and adolescent spinal neoplasms: Part 1, Intramedullary spinal neoplasms [J]. Am J Roentgenol, 2012, 198 (1): 34-43.

病例 15　颈椎管内占位

一、病历摘要

患者，女，55 岁，2 年前无明显诱因出现双上肢麻木，发展缓慢，无明显肢体活动障碍，就诊外院查 MRI：C4～C5 髓内病变，性质待定。现为进一步诊治入我院治疗。余病史无特殊。

二、影像征象描述

矢状位 T2WI 以及 T1WI 显示 C3～T1 水平脊髓肿胀增粗，髓内见一个边界清楚的 T2WI 高信号，T1 低信号条柱状肿块。横轴位 T2WI 显示病变居脊髓中心生长。横轴位及矢状位增强 T1WI 显示病灶不均匀轻度强化（见图 1-15-1～图 1-15-5）。

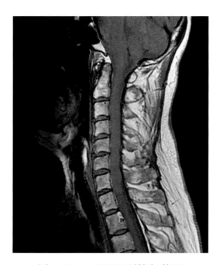 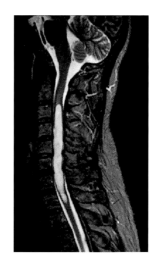

图 1-15-1　T1WI 颈椎矢状面　　　　　图 1-15-2　T2WI 颈椎矢状面

三、诊断思路及鉴别诊断

患者为老年女性，以双上肢麻木起病。MRI 平扫及增强显示颈髓内占位性病变，呈均匀 T1WI 等信号，T2WI 高信号，边界清楚，中心性生长，不均匀轻度强化。诊断方向：①室管膜瘤；②弥漫星形细胞胶质瘤。

相对于脊髓室管膜瘤的容易囊变、出血、中心性生长、强化明显等特点，脊髓胶质瘤通常表现为无出血、囊变、偏心性生长、边界模糊，片状强化，极少伴有脊髓空洞，因此

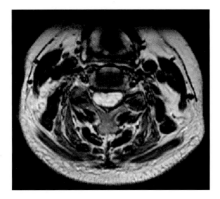

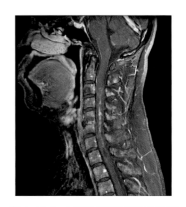

图 1-15-3　T2WI 颈椎横断面　　　　　图 1-15-4　T1WI 增强颈椎矢状面

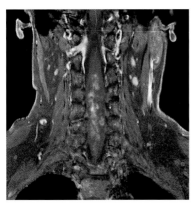

图 1-15-5　T1WI 增强颈椎冠状面

临床工作中我们很容易区分脊髓室管膜瘤与星形细胞瘤。

初步诊断：颈髓内占位，弥漫性星形细胞瘤。

四、治疗结果

（一）手术所见

切开硬脊膜，见脊髓膨隆，张力高，无明显搏动，剪开蛛网膜后，于脊髓后正中切开软膜及脊髓，2mm 深处可见肿瘤组织，肿瘤呈灰红色，质地软硬不均，大部分较软，边界欠清晰，血供较丰富。

（二）病理所见

胶质细胞肿瘤，细胞核小，圆形，黏液样间质，核分裂象罕见，未见坏死。免疫组化染色结果：S-100（＋）、Vimentin（＋）、GFAP（＋）、Olig-2（＋）、EMA（－）、CD34（血管＋）、CD68（弱＋）、PGM1（＋）、Ki67（5%）、LCA（＋）。

（三）最终诊断

低级别弥漫型星形细胞瘤，（WHO Ⅱ级）。

五、讨论和总结

脊髓星形细胞瘤是第二常见的脊髓肿瘤，占髓内肿瘤的 40%。占儿童髓内肿瘤的 60%，是儿童最常见的脊髓肿瘤。脊髓星形细胞瘤的平均发病年龄较室管膜瘤小，约为 30 岁。男女比例约 3 ：2。

如诊断思路中所阐述的，肿瘤内是否出血、囊变，边界是否清晰，是否中心性生长、肿瘤强化程度等 MRI 特征是鉴别室管膜瘤与弥漫星形细胞瘤的关键。弥漫星形细胞瘤的典型 MRI 特征包括：①好发于儿童，是儿童最常见的髓内肿瘤；②偏心性生长；③边界不清；④囊变、出血少见；⑤不均匀片状强化。

除了病理类型，胶质瘤的 WHO 分级是最重要的预后因素之一。我们通过总结病例进行统计学分析发现，低级别的胶质瘤 T2WI 信号明显高于高级别胶质瘤，且边界更为清楚。而肿瘤是否强化、强化程度、大小、部位、瘤周水肿在低级别与高级别胶质瘤间无统计学差异。

六、亮点精粹

髓内偏心性生长的肿瘤，无出血、囊变，斑片状强化，倾向于星形细胞瘤的诊断；若肿瘤 T2WI 信号呈明显高信号，且边界较清楚，应考虑到低级别弥漫性星形细胞瘤的可能。

（赵本琦）

参 考 文 献

LOUIS D N, PERRY A, REIFENBERGER G, et al. The 2016 World Health Organization classification of tumors of the central nervous system: a summary [J]. Acta Neuropathol, 2016, 131: 803-820.

LOWE G M. Magnetic resonance imaging of intramedullary spinal cord tumors [J]. J Neurooncol, 2000, 47: 195-210.

SEO H S, KIM J H, LEE D H et al. Nonenhancing intramedullary astrocytomas and other MR imaging features: a retrospective study and systematic review [J]. Am J Neuroradiol, 2010, 31 (3): 498-503.

病例 16　腰椎管内占位（一）

一、病历摘要

患者，男，36 岁，患者 11 月前出现腰臀部疼痛，向双下肢放射至膝上，外院磁共振发现 L3～L4 水平椎管内异常信号，现为进一步诊治入我院治疗。余病史无特殊。

二、影像征象描述

矢状位和横轴位 T2WI 以及矢状位 T1WI 显示 L3 水平腰椎管内一个边界清楚的髓外硬膜内结节，内可见囊变，偏心性生长，压迫神经根向周围移位。横轴位及矢状位增强 T1WI 显示病灶周边实性部分明显强化，囊变成分无强化（见图 1-16-1～图 1-16-5）。

三、诊断思路及鉴别诊断

患者为中年男性，以放射性神经痛起病。MRI 平扫及增强显示腰椎管内髓外硬膜内

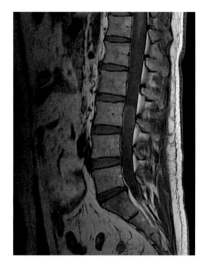

图 1-16-1　T1WI 腰椎矢状面

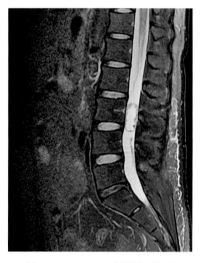

图 1-16-2　T2WI 腰椎矢状面

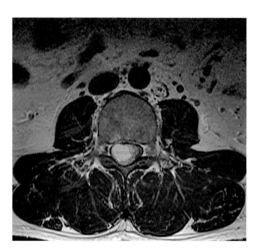

图 1-16-3　T2WI 腰椎横断面

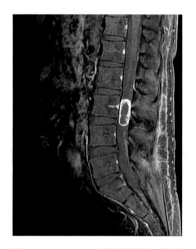

图 1-16-4　T1WI 增强腰椎矢状面

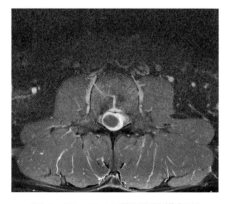

图 1-16-5　T1WI 增强腰椎横断面

结节伴显著囊变，不规则环壁样明显强化。诊断方向：①神经源性肿瘤；②脊膜瘤；③黏液乳头型室管膜瘤。

髓外硬膜下肿瘤最常见的为脊膜瘤及神经源性肿瘤。另外，起源于典型部位的肿瘤常存在其他少见病理类型，例如脊髓圆锥与马尾部位的黏液乳头型室管膜瘤。脊膜瘤起源于蛛网膜的帽状细胞，是典型的髓外硬膜下肿瘤，其生长缓慢，边界清楚，信号均匀，宽基底附着于硬脊膜上，增强明显强化，常伴有硬膜尾征，囊变少见。神经源性肿瘤为髓外硬膜下最常见的肿瘤，好发于中年男性，有完整的包膜，边界清楚，因组织学上包括 Antoni A 区及 Antoni B 区，因此常表现为囊实性单发肿块，沿神经生长。黏液乳头型室管膜瘤是室管膜瘤的亚型，生长缓慢，常发生于腰骶部的脊髓圆锥和终丝，因富含黏液，该肿瘤 T1WI 信号有时高于其他肿瘤。

初步诊断：腰椎髓外硬膜下占位，神经源性肿瘤。

四、治疗结果

（一）手术所见

切开硬脊膜，见肿瘤位于蛛网膜下，神经根背侧，起源于神经根鞘，肿瘤呈黄色，类圆形，血供丰富。

（二）病理所见

梭形细胞肿瘤，部分细胞呈轻度异形性，可见显著的细胞稀疏区及致密区，局部玻璃样变，散在少量淋巴细胞浸润，符合神经鞘瘤。

（三）最终诊断

腰段髓外硬膜内神经鞘瘤。

五、讨论和总结

神经鞘瘤是人体中少有的几种具有真正包膜的肿瘤的一种，在肿瘤的周边常可看到其受累的原有神经，并沿着其包膜伸展受压和变平。大体上，体积较大的神经鞘瘤常含有囊性区。在组织病理学上，常可见两种不同的形态，即 AntoniA 区和 B 区，在 B 区内可见其瘤细胞被大量的水肿液所分离，故而可能形成囊性区。

发生于椎管内的神经鞘瘤主要发生在腰段及下胸段，好发于脊神经的感觉部分，多累及后根，当肿瘤生长至椎旁组织内时，常呈典型的"哑铃形"结构，并常伴囊变。

当肿瘤发生于腰段时，要与腰段最常见的黏液乳头型室管膜瘤鉴别。本院资料总结发现，腰段神经鞘瘤较黏液乳头型室管膜瘤体积小，上下径常占 1～2 个椎体，并常见囊变，出血罕见，强化明显。

六、亮点精粹

腰段髓外硬膜内一个边界清楚的单发囊实性肿瘤，长 1～2 个椎体，强化明显，应考虑到神经鞘瘤的可能，并应与黏液乳头型室管膜瘤鉴别。

（赵本琦）

参 考 文 献

JEON J H, HWANG H S, JEONG J H, et al. "Spinal schwannoma; analysis of 40 cases." J Korean Neurosurg Soc, 2008, 43 (3): 135-138.

KOELLER K K, SHIH R Y. Intradural extramedullary spinal neoplasms: radiologic-pathologic correlation. (2019) Radiographics: a review publication of the Radiological Society of North America, Inc. 39 (2): 468-490.

病例 17　腰椎管内占位（二）

一、病历摘要

患者，男，36 岁，1 月前摔伤后腰臀部疼痛，向双下肢放射至膝上，左侧为著，夜间症状明显，就诊于当地医院行 MRI 提示腰椎管内占位，现为进一步诊治入我院。余无特殊。

二、影像征象描述

矢状位和横轴位 T2WI 以及矢状位 T1WI 显示 L2～L3 水平腰椎管内一个边界清楚的髓外硬膜内占位，T2WI 呈不均匀明显高信号，中心性生长，压迫神经根向周围移位。横轴位及矢状位增强 T1WI 显示病灶不均匀明显强化，内见点、条状低信号（见图 1-17-1～图 1-17-5）。

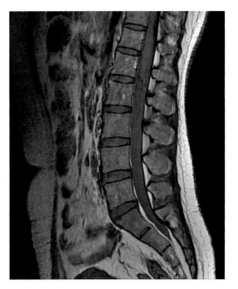

图 1-17-1　T1WI 腰椎矢状面

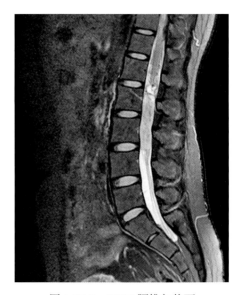

图 1-17-2　T2WI 腰椎矢状面

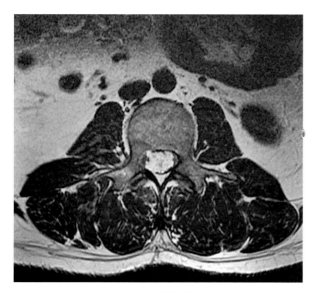

图 1-17-3 T2WI 腰椎横断面

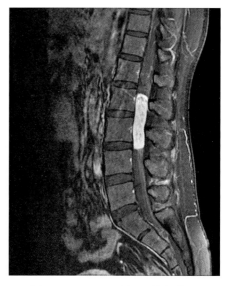

图 1-17-4 T1WI 增强腰椎矢状面

三、诊断思路及鉴别诊断

患者为中年男性，以外伤后放射性神经痛起病。MRI 平扫及增强显示腰椎管内髓外硬膜内较均质占位，强化明显。诊断方向：①黏液乳头型室管膜瘤；②神经源性肿瘤。

腰椎管内，即脊髓圆锥及马尾部位，髓外硬膜下实性肿瘤最常见的为黏液乳头型室管膜瘤及神经源性肿瘤。神经源性肿瘤为髓外硬膜下最常见的肿瘤，好发于中年男性，有完整的包膜，边界清楚，因组织学上包括 Antoni A 区及 Antoni B

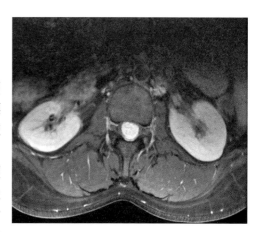

图 1-17-5 T1WI 增强腰椎横断面

区，因此常表现为囊实性单发肿块，沿神经生长。黏液乳头型室管膜瘤是室管膜瘤的亚型，生长缓慢，常发生与腰骶部的脊髓圆锥和终丝，因富含黏液，该肿瘤 T1WI 信号常高于其他肿瘤，囊变少见。

初步诊断：腰椎髓外硬膜下占位，黏液乳头型室管膜瘤。

四、治疗结果

（一）手术所见

打开硬脊膜，见肿瘤位于蛛网膜下，肿瘤表面有 3 根神经根贴附粘连紧密，仔细剥离神经根，给予粘连松解，探查肿瘤为终丝起源，室管膜瘤表现，黏液状，质软，血供丰富。

（二）病理所见

肿瘤细胞立方状或长梭形，呈乳头放射状排列在血管间质轴心周围，并可见玻璃样变及黏液变性，符合黏液乳头型室管膜瘤（WHO Ⅰ级）。

（三）最终诊断

腰椎管髓外硬膜下黏液乳头型室管膜瘤（WHO Ⅰ级）。

五、讨论和总结

黏液乳头型室管膜瘤是室管膜瘤的一个亚型，占所有室管膜的 9%～13%，生长缓慢，几乎特定起源于脊髓圆锥、马尾与终丝，好发于年轻人，平均发病年龄 36 岁。在组织病理学上，以肿瘤细胞围绕血管黏液样间质为轴心排列成乳头样结构为特征，乳头被覆单层或多层室管膜细胞，乳头中心的血管和结缔组织明显黏液变，属于 WHO Ⅰ级的良性肿瘤，大多数肿瘤能够全切，预后良好。

在脊髓圆锥、马尾部位，黏液乳头型室管膜瘤是最常见的硬膜内肿瘤，其次为神经鞘瘤，MRI 是首选检查方法。黏液乳头型室管膜瘤的典型 MRI 表现为圆锥和终丝部位，单发的边界清楚的肿块，在 T1WI 上呈低或等信号，T2WI 呈明显高信号，囊变罕见，病灶明显强化。

总结本院病例发现，与神经鞘瘤相比，黏液乳头型室管膜瘤常位于 L2 椎体以下水平，上下径较长，一般 2～4 个椎体，囊变罕见，更易出血。

六、亮点精粹

在脊髓圆锥、马尾部位，髓外硬膜内一个边界清楚的肿块，在 T1WI 上呈低或等信号，T2WI 呈明显高信号，占 2～4 椎体长度，无囊变，应考虑黏液乳头型室管膜瘤的可能性。

（赵本琦）

参 考 文 献

BRANT W E, Helms C A. Fundamentals of diagnostic radiology [M]. Lippincott Williams & Wilkins, 2007.

Koeller K K, Rosenblum R S, Morrison A L. Neoplasms of the spinal cord and filum terminale: radiologic-pathologic correlation [J]. RadioGraphics, 2000 (6): 1721-1749.

第 2 章　呼吸、循环系统疾病

病例 1　心脏病变（一）

一、病历摘要

患者，女，20 岁，活动后胸闷气短 4 年。否认早发心血管疾病史及猝死家族史。各瓣膜听诊区未闻及杂音。

二、影像征象描述

心脏 MRI 示室间隔及左室壁不对称性增厚，以室间隔为著，舒张期最厚处约为 28mm（见图 2-1-1～图 2-1-3）。心脏超声示左房相对增大，左室相对偏小，右心房室腔内径正常范围；室间隔及左室壁增厚，左室流出道无明显狭窄（见图 2-1-4 和图 2-1-5）。左室壁运动协调，收缩幅度正常，静息状态下未见明显节段性室壁运动异常，左室射血分数在正常范围。

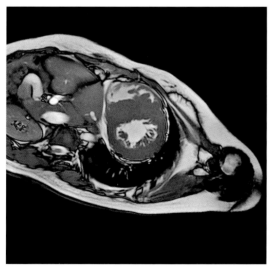
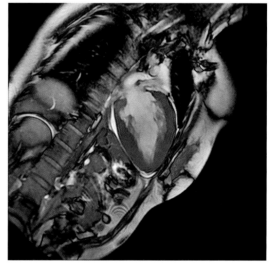

图 2-1-1　MR 短轴电影舒张末期　　　　　　图 2-1-2　MR 左室长轴电影

三、诊断思路及鉴别诊断

青少年女性，室间隔及左室壁不对称性增厚，以室间隔为著，左室流出道无明显狭

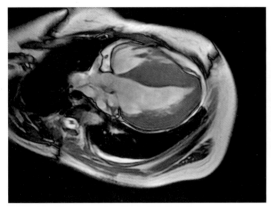

图 2-1-3　MR 左室流出道

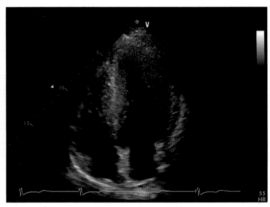

图 2-1-4　超声四腔心

窄。鉴别诊断：①肥厚型心肌病；②高血压性心脏病。

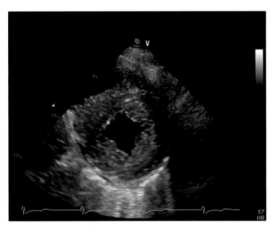

图 2-1-5　超声左室短轴

肥厚型心肌病者多有家族遗传史，心肌多呈非对称性增厚，心肌厚≥15mm，心肌纤维化呈局灶性，可出现左室流出道狭窄。高血压性心脏病者有高血压病史，心肌呈对称性增厚，心肌厚多＜15mm，心肌多呈弥漫性增厚，左室流出道无狭窄。

四、治疗结果

（一）最终诊断

肥厚型非梗阻性心肌病。

（二）诊断标准

根据最新公布的 2014 ESC 指南，肥厚型心肌病（hypertrophic cardiomyopathy，HCM）的诊断标准在成人中为：任意成像（超声心动图、心脏磁共振成像或计算机断层扫描）检测显示，并非完全因心脏负荷异常引起的左心室心肌某节段或多个节段室壁厚度≥15mm；在儿童中为左心室室壁厚度≥预测平均值＋2×标准差。对于 HCM 患者的一级亲属，若心脏成像检测发现无其他已知原因的左心室室壁某节段或多个节段厚度≥13mm，即可确诊 HCM。

五、讨论和总结

目前认为 HCM 是一种与遗传密切相关的疾病，约半数患者为家族性发病，为常染色体显性遗传，约 50% 家族性 HCM 患者的肌原纤维节（作为心肌收缩单位）的构成蛋白可见基因异常。青少年发病率较高，也是年轻人猝死常见原因之一。

超声心动图是 HCM 确诊最为常用的主要依据，也是公认的进行 HCM 检查的价值最高的辅助检查，能够较为准确地对心腔的大小、室壁肌的厚度进行测量，观察瓣膜活动，并对是否存在梗阻、心功能进行评估，具有较高的敏感性与特异性，但是其诊断受到透声条件、投射角度以及操作者经验等因素的影响。随着 MRI 技术的发展，通过 MRI 能够较好地对心脏形态与功能进行评价，反映心动周期心腔内血流动力学的变化，同时能够对 HCM 的左室流出道是否梗阻进行判断，并显示心肌在舒张与收缩期的动态变化。MRI 也被认为是心功能评价的一个金标准，对左心功能的测定、疾病的诊断、病情严重程度的评估以及疗效评价与预后评价有重要的作用，在临床治疗方案的选择中意义也极其重要，且 MRI 可尽早识别心肌细胞的坏死与心肌的纤维化。

HCM 是一种遗传异质性疾病，主要是由编码肌节蛋白的基因突变引起。基因检测技术为揭示其基因型 - 表型关系提供了可能，并有助于疾病危险分层和早期诊治。将基因检测技术与辅助生殖技术结合可以指导患者优生优育，是从根源上对 HCM 进行防治。

六、亮点精粹

肥厚型心肌病者多有家族遗传史，心肌多呈非对称性增厚，心肌厚≥15mm，心肌纤维化呈局灶性，可出现左室流出道狭窄。

（赵　静）

参 考 文 献

李斌，黎家强. 核磁共振成像对肥厚型心肌病的临床诊断意义［J］. 医学理论与实践，2016，29（1）：96-97.

ELLIOTT P M, ANASTASAKIS A, BORGER M A, et al. 2014 ESC Guidelines on diagnosis and management of hypertrophic cardiomyopathy: the Task Force for the Diagnosis and Management of Hypertrophic Cardiomyopathy of the European Society of Cardiology (ESC) [J]. Euro Heart J, 2014, 35 (39): 2733-2779.

病例 2　心脏病变（二）

一、病历摘要

患者，男，14 岁，视力减退 8 年，活动后气短 3 年，否认早发心血管疾病史及猝死家族史。各瓣膜听诊区未闻及杂音。

二、影像征象描述

心脏 MRI 示心尖部舒张末期非致密化层 / 致密化层的厚度比例约为 3，侧壁心尖段舒张末期非致密化层 / 致密化层的厚度比例约为 2.3（见图 2-2-1～图 2-2-3）；心脏超声示左室侧壁及心尖部肌小梁增多，结构松散，呈网状分布，非致密心肌 / 致密心肌厚度比例约 2.6；心尖部肌小梁窦状隙内可见少量血流信号（见图 2-2-4～图 2-2-6）。

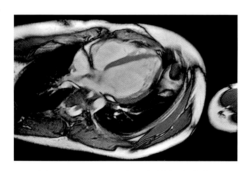

图 2-2-1　MR 四腔心电影舒张末期

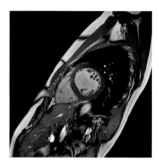

图 2-2-2　MR 短轴电影舒张末期

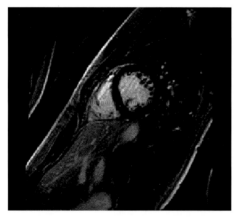

图 2-2-3　MR 短轴心肌延迟增强

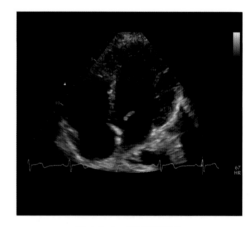

图 2-2-4　超声四腔心

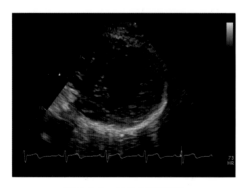

图 2-2-5　超声左室短轴

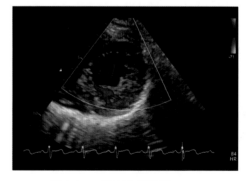

图 2-2-6　超声左室短轴 CDFI

三、诊断思路及鉴别诊断

青少年男性，左室侧壁及心尖部肌小梁增多，结构松散，呈网状分布，非致密心肌 / 致密心肌厚度比例＞2.5；心尖部肌小梁窦状隙内可见少量血流信号。鉴别诊断：①心肌致密化不全；②心肌弥漫性海绵状血管瘤。

心肌致密化不全：舒张末期非致密心肌 / 致密心肌厚度比例＞2.0，肌小梁增多，肌小梁窦状隙内可见血流信号。心肌弥漫性海绵状血管瘤：左右心室壁弥漫性增厚，心肌内可见栅栏样血流信号，增强后心肌明显强化。

四、治疗结果

（一）最终诊断

心肌致密化不全。

（二）诊断标准

随着对心肌致密化不全（non-compaction of ventricular myocardium，NVM）认识的逐渐加深，诊断标准随之更新，目前尚无统一标准。

2007 年，珍妮（Jenni）等重申了成人孤立性 NVM 的超声诊断标准：①不合并其他心脏畸形；②具有典型的两层不同心肌，即外层的致密心肌和内层的非致密化心肌，其间可见深陷隐窝，收缩末期非致密化与致密化心肌（NC/C）厚度比＞2.0（成人＞2.0，幼儿＞1.4）；③病变区域主要位于心尖部、侧壁和下壁；④彩色多普勒血流显像探及深陷隐窝之间有血流灌注并与心腔相通，而不与冠状动脉循环相通。该标准在临床上应用最为广泛。

2012 年，Paterick 等提出：①在多切面和不同心室水平下，评估整个心动周期中非致密化肌小梁和致密层心肌厚度；②尤其在中段和心尖段的短轴观、心尖二腔观、心尖四腔观及心尖长轴观辨别两层心肌；③在短轴观上于舒张末期测量各节段两层心肌厚度，非致密层与致密层心肌厚度比＞2.0；④任何心室功能和心肌机械指数异常伴随以上特征则可做出诊断。

CMR 对 NVM 的诊断主要参考超声的诊断标准：类似于超声所见，病变心室扩大及相应的收缩、舒张功能减低；粗大肌小梁及深陷隐窝，尤其是心尖部心肌的改变尤为明显；2005 年 Petersen 等提出孤立性左心室 NVM 的 CMR 标准为舒张末期 NC/C＞2.3；2010 年 Fazio 等提出舒张末期 NC/C＞2.5。

五、讨论和总结

NVM 是正常心内膜胚胎发育停止导致心肌小梁压缩不全呈现海绵状的一种罕见的先

天性心肌病。1995 年世界卫生组织和国际心脏病学会（WHO/ISFC）工作组将其归类为未分类心肌病。美国 HA2006 年将心肌致密化不全心肌病（LVNC）归类为原发性遗传性心肌病。病理特征为心室肌小梁异常增多及深陷的小梁隐窝，多累及左心室的心尖部，亦可累及双心室或右心室。欧洲心脏病学会 2008 年仍沿用依据心肌结构及功能异常的分类，心肌致密化不全性心肌病被归为分类不明，并在此基础上分为家族遗传性及非家族遗传性亚型。NVM 在普通人群中的发病率为 0.05%～0.24%，各年龄层均可发病，患者出现临床症状的年龄有很大差异，以 45 岁以上男性居多，从出现临床症状到确诊的平均时间大约为 3.5 年。NVM 临床上多表现为心功能不全、心律失常、系统性栓塞，缺乏特异性，部分患者甚至无任何临床症状，极易漏诊或误诊。

超声心动图是目前公认的首选 NVM 检查手段，NVM 主要是心肌的形态学改变，超声可以清楚地显示 NVM 患者心脏的特异性改变，并观察其有无合并其他心脏畸形，对临床的筛查和确诊有重要作用。对于早期未出现整体心功能不全的患者，通过常规超声心动图对心肌小梁、隐窝、心内膜及房室腔结构改变等进行评估，动态观察受累节段的室壁运动情况，超声新技术对 NVM 患者局部容积和局部心功能进行分析，敏锐地评估 NVM 患者左心室心功能改变。当 UCG 图像受患者肥胖或肺气干扰、显示不清晰，或同时要排除心尖部血栓等继发改变时，可以选择 CMR，因其具有三维重建和高分辨率等优点，在 NVM 诊断中具有重要作用。

目前，我们对 LVNC 的了解仍十分有限，没有有效的根治办法，因此早期诊断、早期预防或针对已有症状的干预对疾病的治疗和预后十分重要。

六、亮点精粹

舒张末期非致密心肌 / 致密心肌厚度比例＞2.0（成人），肌小梁增多，肌小梁窦状隙内可见血流信号者应考虑心肌致密化不全。

（赵　静）

参 考 文 献

王梦萦，刘燕娜. 影像学技术在心肌致密化不全诊治中的应用进展［J］. 中国医学影像学杂志，2015，（2）：152-155.

MA X J, HUANG G Y, ZHANG J, et al. Diagnosis of noncompaction of the ventricular myocardium by echocardiography [J].Zhongguo Dang Dai Er Ke Za Zhi, 2015, 17 (10): 1074-1078.

MARKO B, VLADIMIR P, NATKO B, et al. Supplementary diagnostic landmarks of left ventricular non-compaction on magnetic resonance imaging [J]. Yonsei Med J, 2018, 59 (1): 63.

病例 3　纵隔占位（一）

一、病历摘要

患者，女，30 岁，5 个月前无明显诱因出现咳嗽，伴咽痛、黄痰，间断发热。

二、影像征象描述

前上纵隔见一大小约 11.9cm×9.6cm 软组织密度肿块影，形态不规则，边界不清，向周围侵袭性生长，与周围大血管分界不清。增强扫描病灶呈不均匀强化，内可见多发囊变、坏死及分隔，上腔静脉受累。双侧肺门增大，可见肿大淋巴结，与病灶分界不清，双侧锁骨上窝可见肿大淋巴结。心包内可见液性低密度影（见图 2-3-1～图 2-3-5）。

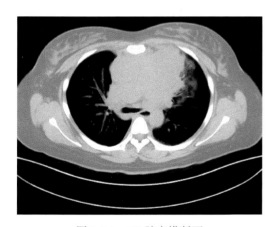

图 2-3-1　CT 肺窗横断面

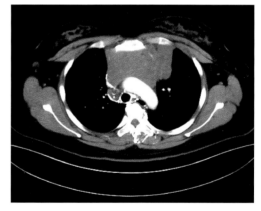

图 2-3-2　CT 纵隔窗动脉期横断面

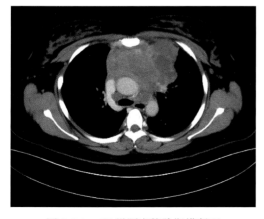

图 2-3-3　CT 纵隔窗静脉期横断面

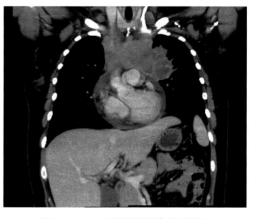

图 2-3-4　CT 纵隔窗静脉期冠状面

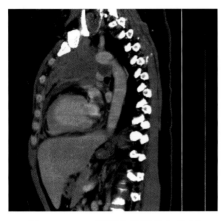

图 2-3-5　CT 纵隔窗静脉期矢状面

三、诊断思路及鉴别诊断

患者为年轻女性，前上纵隔不规则软组织肿块，其内可见坏死、囊变及分隔，增强扫描肿块不均匀强化，合并锁骨上窝肿大淋巴结。诊断方向：①恶性胸腺瘤；②淋巴瘤。

良性胸腺瘤包膜完整，CT 表现为前上纵隔内圆形或卵圆形软组织肿块，密度均匀，与周围结构分界清晰，脂肪间隙存在，无侵犯胸膜征象。恶性胸腺瘤形态不规则，密度不均匀，与相邻纵隔内结构无明确分界。淋巴瘤肿块多为融合性软组织密度，边缘呈分叶状或波浪状，且绝大多数伴发其他区域淋巴结肿大。

初步诊断：恶性淋巴瘤，建议颈部淋巴结穿刺活检。

四、治疗结果

（一）穿刺部位

左颈部淋巴结。

（二）病理所见

（左颈部淋巴结组织条）增生纤维组织中见肿瘤细胞中等偏大，胞质丰富，淡染，核圆形或椭圆形。个别细胞有多形性。伴组织细胞浸润及片状坏死（见图 2-3-6）。

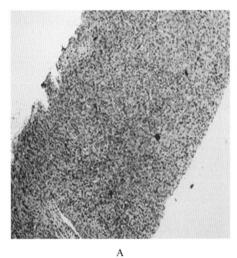
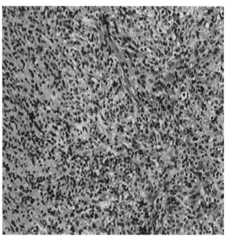

A　　　　　　　　　　　　　B

图 2-3-6　HE 染色图（A、B）

（三）最终诊断

前上纵隔弥漫大 B 细胞瘤。

五、讨论和总结

纵隔原发大 B 细胞型淋巴瘤发生于青春期或年轻成年女性，表现突发的全身症状或上腔静脉综合征。肿瘤表现为无包膜的大的侵袭性软组织肿块，由透明细胞构成，境界不清，有显著纤维化，被认为起源于胸腺髓质 B 细胞。病灶 CT 上常表现为单个不规则形软组织肿块或多个结节相互融合，体积较大，边缘不清，密度多不均匀，内可见囊变坏死区；肿块常包绕周围血管生长，呈"血管包埋"征，但周围血管很少受侵，增强后呈轻中度强化；肿块周围及（或）其他部位常见肿大淋巴结，可能与非霍杰金淋巴瘤多中心起源有关；治疗后病灶内常见钙化。

六、亮点精粹

前上纵隔无包膜的大的侵袭性软组织肿块，多结节融合，密度多不均匀，内有囊变、坏死，增强扫描肿块轻中度强化，包绕周围血管生长，应考虑到淋巴瘤可能。恶性胸腺瘤表现多种多样，与淋巴瘤鉴别困难，须病理诊断。

（白博锋）

参 考 文 献

TOMIYAMA N, HONDA O, TSUBAMOTO M, et al. Anterior mediastinal tumors: Diagnostic accuracy of CT and MRI [J]. Eur J Radiol, 2009, 69 (2): 280-288.

YABUUCHI H, MATSUO Y, ABE K, et al. Anterior mediastinal solid tumours in adults: characterisation using dynamic contrast-enhanced MRI, diffusion-weighted MRI, and FDG-PET/CT [J]. Clin Radiol, 2015, 70 (11): 1289-1298.

病例 4　纵隔占位（二）

一、病历摘要

患者，女，76 岁，患者因"头晕"于当地医院住院治疗，患者偶有胸闷、心前区不适，无胸痛、咳嗽、肌肉无力、关节疼痛等表现。

二、影像征象描述

前纵隔内见大小约 4.3cm×2.7cm×4.7cm 软组织密度肿块影，边界清晰，形态尚规则，局部可见分叶，CT 值 50～68HU，增强扫描分别为 75HU、102HU；增强扫描延迟强化，均匀强化为主；病灶与周围血管分界清晰（见图 2-4-1～图 2-4-6）。

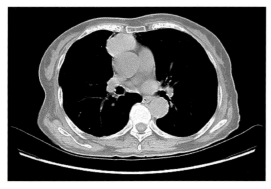
图 2-4-1　CT 肺窗横断面

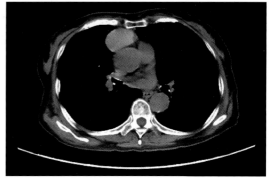
图 2-4-2　CT 纵隔窗横断面

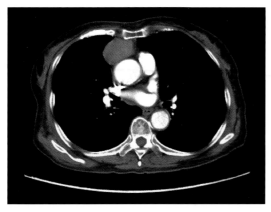
图 2-4-3　CT 增强动脉期横断面

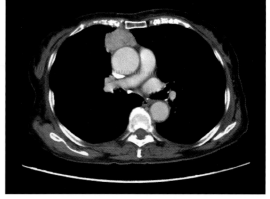
图 2-4-4　CT 增强静脉期横断面

三、诊断思路及鉴别诊断

患者为老年女性，前纵隔占位，密度均匀，边界清晰，形态尚规则，增强扫描强化均匀，与周围血管分界清晰，考虑良性病变；诊断方向：①良性胸腺瘤；②胸腺脂肪瘤：内有典型的脂肪密度影，易于鉴别。

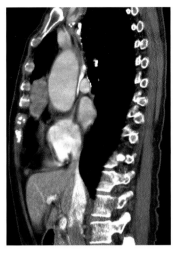

图 2-4-5 CT 增强静脉期矢状面

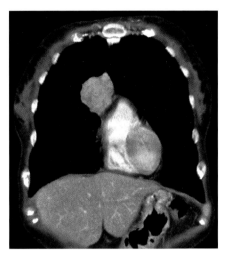

图 2-4-6 CT 增强静脉期冠状面

四、治疗结果

（一）手术所见

前纵隔肿物，肿瘤大小约：5cm×2cm×4cm，质硬，与右肺上叶、心包粘连。

（二）病理所见

肿瘤呈结节状分布，并见纤维分隔带。部分肿瘤细胞呈成纤维细胞样的梭形细胞束，局部排列成车辐状，部分肿瘤细胞呈淋巴细胞样的圆形或不规则形。两种形态肿瘤细胞以不同比例混合生长（见图 2-4-7）。

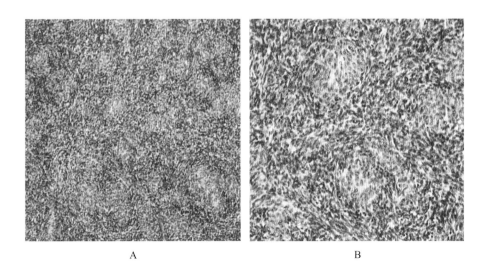

A   B

图 2-4-7 HE 染色图（A、B）

（三）最终诊断

胸腺瘤（AB 型），局灶侵及脏层胸膜，未侵及肺实质。

五、讨论和总结

胸腺瘤起源于胸腺上皮，是前上纵隔最常见的肿瘤，约占前纵隔肿瘤的 50%，儿童少见，成年人相对多见。WHO 病理分型：A 型、B 型、AB 型及 C 型，A 型、AB 型为良性腺瘤，B 型与 C 型为恶性腺瘤。

胸腺瘤一般表现为前纵隔内圆形、椭圆形或分叶状软组织密度肿块，大小不一，CT 上良性 (A 型与 AB 型) 胸腺瘤以规则形态、大部分光滑平整、密度多均匀、轻度强化为主；而恶性胸腺瘤以不规则形态、边缘不光滑（分叶或毛刺）、不均匀密度 (病灶内低密度坏死，钙化或囊变)、明显强化；良性胸腺瘤患者无局部侵犯及转移发生，而恶性胸腺瘤局部侵犯、转移。

影像学对肿瘤包膜、肺侵犯、心包侵犯和大血管侵犯阳性预测率高，但对胸膜侵犯的阴性预测率低；采用 CT 可以准确进行临床分期，有利于决定治疗方案及预后的判断。

六、亮点精粹

此病例定位于前纵隔，病变与胸壁及血管脂肪间隙存在，病变对周围无侵犯，病变呈持续中度强化，诊断良性胸腺瘤不难。

（白博锋）

参 考 文 献

NAKAZONO T, YAMAGUCHI K, EGASHIRA R, et al. CT-based mediastinal compartment classifications and differential diagnosis of mediastinal tumors [J]. Jpn J Radiol, 2019, 37 (2): 117-134.

TAKAHASHI K, AL-JANABI N J. Computed tomography and magnetic resonance imaging of mediastinal tumors [J]. J Magn Reson Imaging, 2010, 32 (6): 1325-1339.

病例 5　咯血多次

一、病历摘要

患者，男，22 岁，患者 5 年前无明显诱因出现咯血，予抗感染及对症治疗后缓解。

之后再次咯血 1 次。1 周前患者再次出现咯血，量约 10ml。否认明显咳嗽、咳痰、呼吸困难、胸闷、胸痛、喘憋、乏力等不适；否认频繁发热、肺部感染等异常。

二、影像征象描述

胸片示左肺下野内带、心影后方可见局限性高密度影，形态不规则，边界不清晰。

胸部 CT 平扫示左肺下叶内前基底段可见楔形团片影，大小约 6.1cm×3.6cm×3.9cm，边界清晰，CT 值约 23HU，增强扫描动脉期可见胸主动脉分支进入病变内，门脉期可见通过肺静脉引流回左心房内（见图 2-5-1～图 2-5-5）。

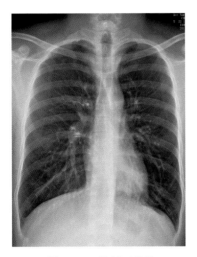

图 2-5-1　胸部正位片

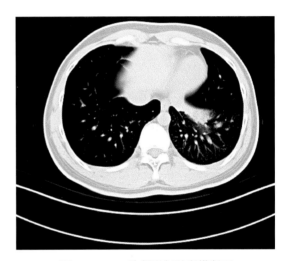

图 2-5-2　CT 胸部平扫肺窗横断面

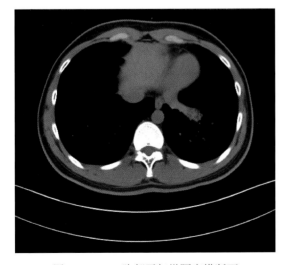

图 2-5-3　CT 胸部平扫纵隔窗横断面

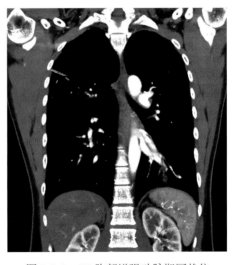

图 2-5-4　CT 胸部增强动脉期冠状位

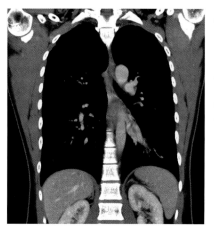

图 2-5-5　CT 胸部增强静脉期冠状位

异常动脉，直径约 1.2cm。

三、诊断思路及鉴别诊断

患者为年轻男性，病史较长，长期咯血；胸部 CT 平扫示左肺下叶软组织肿块，边界清晰，增强扫描动脉期见胸主动脉供血，门脉期可见粗大引流静脉。初步诊断肺隔离症（肺内型）。

四、治疗结果

（一）手术所见

左肺下叶基底段淤血、脏层胸膜表面可见多发迂曲小血管；下肺韧带内可见从胸主动脉至左肺下叶的

（二）病理所见

（左肺下叶）肺组织，部分肺泡扩张，肺泡腔内炭末沉积并含铁血黄素聚集，病灶内大量厚壁血管增生、扩张并较多淋巴浸润（见图 2-5-6）。

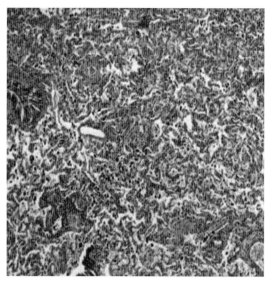
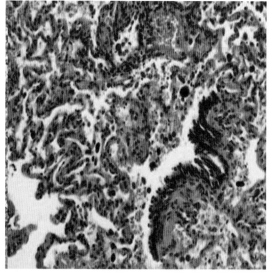

A

B

图 2-5-6　HE 染色图（A、B）

（三）最终诊断

左肺下叶肺隔离症（肺内型）。

五、讨论和总结

肺隔离症是指一部分肺从正常肺组织中分离，并有体循环供血的一种畸形，可分为肺叶内型和肺叶外型。成人常无症状而偶然发现，若有症状则与继发感染相关。

肺隔离症（肺内型）位于正常肺内，但与周围肺实质分界清晰，与正常支气管无交通；绝大多数位于下叶后基底段，血供来源于主动脉及其分支，静脉引流通常经肺静脉系统。CT 表现多样：单房或多房状囊实性肿块；单发或多发的软组织肿块或结节，边缘可光整也可不规则；有时仅为局部肺野内增多、增粗的血管结构。增强扫描或血管造影可以充分显示异常的体循环动脉供血而获得确诊，并同时可以显示静脉引流从而获得分型。

如果伴有炎症或由于正常肺组织受压而引起症状，可行手术切除治疗，大多数学者建议无症状的肺叶内隔离症手术治疗。介入治疗创伤小、费用低，在控制咯血及术后感染方面更具优势。

六、亮点精粹

肺隔离症（肺内型）虽然少见，但如果发现局灶性持续实变影时应该考虑本病，特别是发生在下叶，发现主动脉及其分支即可明确诊断。

（白博锋）

参 考 文 献

SOTTO MAYOR J, ROCHA D, ESPERANÇA S, et al. Intralobar pulmonary sequestration: diagnostic expertise [J]. BMJ Case Rep, 2015, 19: 2015.

SUN X, XIAO Y. Pulmonary sequestration in adult patients: a retrospective study [J]. Eur J Cardiothorac Surg, 2015, 48 (2): 279-282.

病例 6 纵隔占位（三）

一、病历摘要

患者，男，37 岁，1 个半月前重体力活后突感胸痛伴胸闷、憋气，右侧肩部疼痛。

二、影像征象描述

胸片显示后纵隔内高密度影肿块，边缘光滑（见图 2-6-1）。CT 显示后纵隔不均质肿块，肿块位于膈肌上方，大小约 10.3cm×8.0cm，边界清晰，似可见包膜，周边组织受压移位，病变内可见大片状坏死。增强扫描动脉期可见腹腔干及腹主动脉的分支向其供血，病灶内可见异常紊乱增多的血管影，强化不均匀；门脉期显著强化，仍强化不均。纵隔内未见明确肿大淋巴结影（见图 2-6-2～图 2-6-5）。

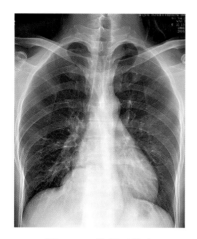

图 2-6-1　胸部正位片

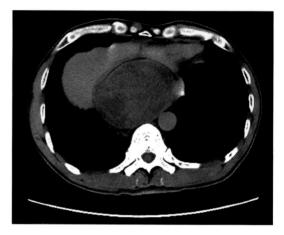

图 2-6-2　CT 平扫横断面

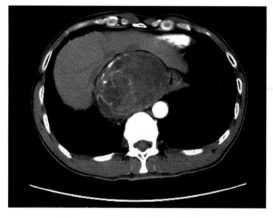

图 2-6-3　CT 增强动脉期横断面

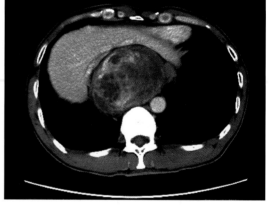

图 2-6-4　CT 增强静脉期横断面

三、诊断思路及鉴别诊断

年轻男性中偶然发现后纵隔软组织肿块，边缘清晰，密度不均匀，增强扫描不均匀明显强化。诊断方向：后纵隔神经源性肿瘤；胸膜间皮瘤。

神经源性肿瘤是后纵隔最常见的肿瘤类型，可出现囊变、出血和钙化，典型者呈"哑铃"形，伴相应椎间孔扩大。良性胸膜间皮瘤缺乏明显影像特征，恶性间皮瘤绝大多数有石棉接触史，多伴顽固性胸腔积液，胸膜弥漫结节样增厚和不均匀强化。

初步诊断：神经源性肿瘤。

四、治疗结果

（一）手术所见

膈膜上灰褐色肿物，大小约 10cm×9cm×6cm，压迫周围肝左叶及心脏、贲门及食管下段；肿瘤右缘压迫下腔静脉，左缘紧靠腹主动脉。

（二）病理所见

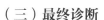

图 2-6-5 CT 增强动脉期冠状面

梭形细胞肿瘤。镜检可见大量鹿角状伴玻璃样变的血管，其周被圆形或胖梭形肿瘤细胞包绕，细胞轻 - 中度异型，密集排列，可见空泡状核，核仁不明显，偶见核分裂象，可见瘤巨细胞，未见坏死，可见出血及囊性变。

（三）最终诊断

胸膜外孤立性纤维瘤（见图 2-6-6）。

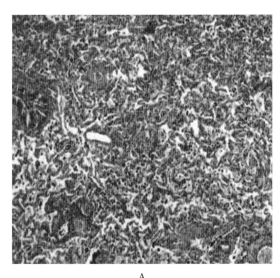
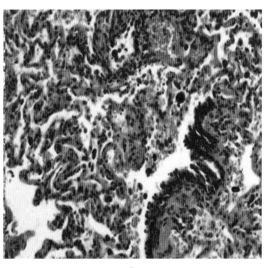

A   B

图 2-6-6　HE 染色图（A、B）

五、讨论和总结

孤立性纤维瘤（solitary fibrous tumor，SFT）是罕见的间质源性肿瘤，良性或恶性，最常见于胸膜，但也有许多胸膜外 SFT 的报道。SFT 最常见于 40～60 岁，无显著性别差异。肿瘤血供丰富，有发生黏液样变性倾向。CT 常表现为圆形、梭形或不规则形边缘光滑清楚的单发肿块，小的肿瘤可以呈均匀软组织密度，肿块较大时可因黏液变性、出血、坏死、囊变而表现为混杂密度，少数病变内可见斑点状或小斑片状钙化；常可见假包膜，边缘光滑。动态增强多呈持续强化或进行性延迟强化，少数肿瘤动脉期可显示其内异常紊乱的血管；较小的 PSFT 表现为相对均匀中等程度强化，巨大肿瘤则多表现为轻度不均匀强化，内可见不规则坏死、囊变区，呈"地图样"强化。

六、亮点精粹

CT 定位纵隔内巨大孤立性肿块，延迟不均匀强化，典型者呈"地图样"改变，肿块内见迂曲、杂乱血管影时，应该考虑本病可能，但最终需病理证实。

（白博锋）

参 考 文 献

LUCIANO C, FRANCESCO A, GIOVANNI V, et al. CT signs, patterns and differential diagnosis of solitary fibrous tumors of the pleura [J]. J Thorac Dis, 2010, 2 (1): 21-25.

YOU X, SUN X, YANG C, et al. CT diagnosis and differentiation of benign and malignant varieties of solitary fibrous tumor of the pleura [J]. Medicine (Baltimore), 2017, 96 (49): e9058.

第3章 消化、泌尿生殖系统疾病

病例 1 胃部占位

一、病历摘要

患者，女，45岁，间断腹胀2个月并黑便1个月，偶有腹痛，近半年体重减轻约3kg。无肝脾肿大，无发热，无明显浅表淋巴结增大。

二、影像征象描述

CT增强显示胃壁弥漫性显著环形增厚，以胃体部为主，最厚处约29mm，呈不均匀明显强化，其内可见无强化坏死区及穿行血管影。胃腔不规则变小，部分区域胃黏膜不连续。小弯侧胃浆膜面毛糙而不清，大弯侧胃浆膜面基本光整。胃周、腹膜后可见多发淋巴结，丛集，最大者约19mm×18mm，轻中度均匀强化。

腹膜不规则结节状、弥漫性片状增厚，以子宫直肠陷窝处最为明显。大网膜和肠系膜密度增高，其内可见多发不规则结节状肿物。肝周、结肠旁沟内、子宫直肠陷窝内少量积液。左侧输尿管盆腔段狭窄，左侧输尿管中上段和肾盂轻度积水扩张（见图3-1-1～图3-1-6）。

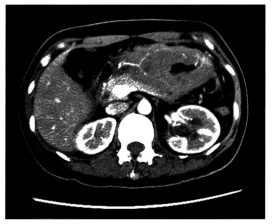

图 3-1-1　CT增强上腹部动脉期横断面

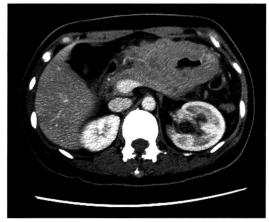

图 3-1-2　CT增强上腹部静脉期横断面

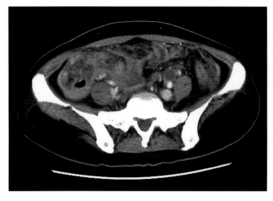

图 3-1-3　CT 增强下腹部静脉期横断面

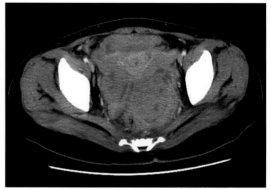

图 3-1-4　CT 增强盆腔静脉期横断面

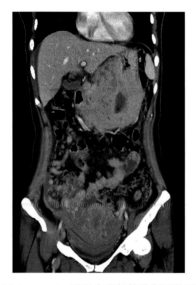

图 3-1-5　CT 增强全腹部静脉期冠状面

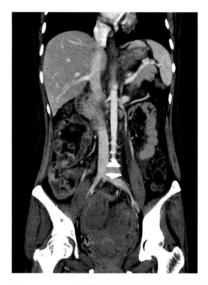

图 3-1-6　CT 增强全腹部静脉期冠状面

双侧卵巢区各见椭圆形实性肿物，右侧约 56mm×36mm，左侧约 78mm×47mm，强化不均匀，边缘模糊不清，邻近子宫及肠管呈受压改变。

三、诊断思路及鉴别诊断

患者为中年女性，慢性隐匿性起病。CT 增强显示胃体为主的显著性壁增厚，合并腹膜侵犯或种植改变、双侧附件的实性占位胃周以及腹膜后多个肿大淋巴结。诊断方向：①胃癌并腹腔多发转移；②胃淋巴瘤并其余多器官累及。

胃癌常发生于胃窦，胃壁僵硬，胃腔缩窄，黏膜中断出现早，肿瘤本身及其转移病变对周围结构多构成侵犯。淋巴瘤多以胃壁弥漫明显增厚为主，胃腔变小但基本通畅，黏膜、浆膜破坏轻，且无明显外侵征象。

初步诊断：胃淋巴瘤并腹腔、双侧卵巢累及。

四、治疗结果

（一）手术所见

胃镜示胃底、贲门垂直部后壁黏膜隆起，触之韧、移动不明显。胃内见隆起型肿物侵犯胃体前后壁小弯侧、胃角及胃窦，贲门前壁受侵。胃窦狭窄，伴多发溃疡形成。

（二）病理所见

胃黏膜组织中见多量异型淋巴细胞浸润，弥漫呈小片状，内见散在的吞噬细胞。考虑为胃非霍奇金淋巴瘤，高级别B细胞淋巴瘤，非生发中心来源（见图3-1-7）。

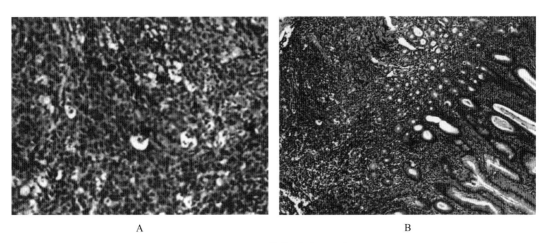

A　　　　　　　　　　　　　　　　　　B

图3-1-7　HE染色图（A、B）

（三）最终诊断

淋巴瘤多器官累及。

五、讨论和总结

淋巴瘤是起源于淋巴造血系统的恶性肿瘤，其中约80%以上为非霍奇金淋巴瘤（non-hodgkin lymphoma，NHL）。NHL的病因尚不明确，常见诱因包括免疫功能异常、病毒感染、环境暴露等。NHL的常见症状为淋巴结无痛性肿大，其他症状还包括不明原因的消瘦、乏力、发热、皮肤瘙痒等。NHL目前临床治疗以化疗为主，且多采用CHOP方案，总体5年相对生存率约为69%。

NHL具有结外侵犯的特点，胃肠道是常见的受累器官，发生率为30%～45%。胃淋巴瘤的特征性 CT 表现包括：①病变累及胃体、胃窦多见；②胃壁增厚较明显，厚度可超过 10mm；③病变胃壁仍有一定的扩张性和柔软度，较少出现梗阻征象；④病变密度相对较均匀，与肌肉强化程度相似；⑤胃黏膜及浆膜受累出现较晚，且程度亦较轻；⑥胃周淋巴结肿大。肠道淋巴瘤的特征性 CT 表现包括：①病变累及小肠多见；②肠壁不均匀增厚，肠腔张力下降、呈"动脉瘤"样扩张，肠梗阻少见；③肿瘤可沿系膜浸润，肿块包绕肠系膜血管及周围脂肪显示为"汉堡包征"或"三明治征"；④肠系膜及腹膜后多发淋巴结肿大。

NHL 累及腹腔其他脏器时，多具有与之共性的影像学表现。腹膜和（或）网膜及肠系膜浸润的发生率较低，仅约 4.7%，CT 上主要表现为腹膜弥漫线样增厚伴强化，少数表现为结节或肿块；此外还可见到少至中等量腹腔积液，腹膜后，尤其是主动脉周围淋巴结肿大。

六、亮点精粹

胃壁广泛明显增厚，但有一定的柔软度，胃黏膜破坏轻，受累胃壁边界清晰光整，无明显外侵征象，应考虑到胃淋巴瘤的可能性。胃淋巴瘤绝大部分为 NHL，NHL 易累及结外器官，且多具有共性的影像学表现，需引起注意。

（张　晨）

参 考 文 献

程强，阎晓朋，杨学华，等. 腹部结外脏器原发性淋巴瘤的 CT 表现［J］. 医学影像学杂志，2016，26（2）：263-265.

杨朝武，何光武，李征宇，等. 原发性胃肠道淋巴瘤 64 排螺旋 CT/MRI 影像特点分析［J］. 中国临床医学影像杂志，2015，26（1）：23-26.

WANG W, LIN P, YAO H Y, et al. Clinical analysis of primary gastrointestinal non-Hodgkin's lymphoma [J]. Pak J Med Sci, 2017, 33 (6): 1406-1411.

病例 2　腹部肿物

一、病历摘要

患者，女，25 岁。患者 1 年半前无明显诱因出现排便习惯改变，排便 2～4 次 / 天，为稀便，无黑便，偶有黏液便，后自行触及到右腹部肿物，鸡蛋大小，轻度压痛，予以手术切除；术后患者排便情况稍有缓解，2～3 次 / 天，性质同前；半年余前患者自觉右腹部再次出现肿物，2 个月前排便次数增多至 4 次 / 天；为进一步诊治入我院。基因检测结果：

APC 移码变异，c. T3921del-AAAG（p. I1307fs）杂合型。

二、影像征象描述

腹膜后见多发类圆形及不规则结节、肿块，边界较清，最大者大小约 63mm×75mm×74mm，密度欠均匀，平扫 CT 值约 36HU，增强扫描三期 CT 值分别约 62HU、81HU、100HU（见图 3-2-1～图 3-2-3）。

腹直肌见多发类圆形结节，大者约 21mm×31mm×51mm，CT 值约 36HU，增强三期 CT 值约 51HU、59HU、76HU；在 T1WI 呈等低信号，在 T2WI 呈不均匀稍高信号，在 DWI 上为高信号，增强扫描为不均匀明显强化，部分病灶内可见无强化区（见图 3-2-4～图 3-2-6）。

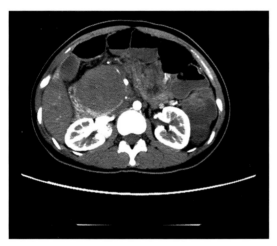

图 3-2-1　CT 增强上腹部动脉期横断面

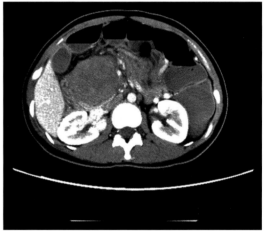

图 3-2-2　CT 增强上腹部静脉期横断面

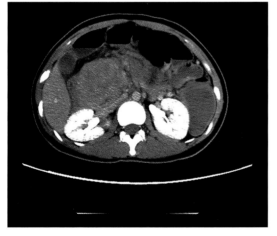

图 3-2-3　CT 增强上腹部延迟期横断面

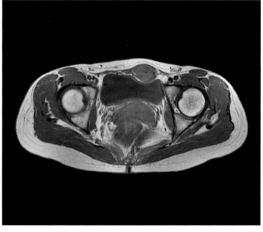

图 3-2-4　MR 平扫下腹部 T1WI 横断面

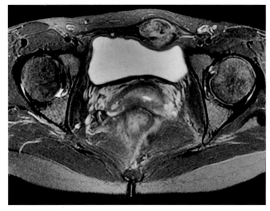 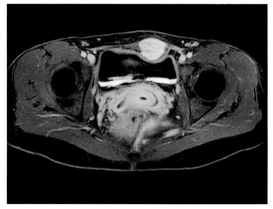

图 3-2-5　MR 平扫下腹部 T2WI＋FS 横断面　　　图 3-2-6　MR 增强下腹部 T1WI＋FS 横断面

三、诊断思路及鉴别诊断

　　患者为青年女性，2 年内病情反复发作。CT 及 MR 显示腹膜后、腹直肌多发结节及肿块，边界清楚，增强不均匀延迟强化。诊断方向：①硬纤维瘤；②恶性间质瘤；③淋巴瘤。

　　硬纤维瘤多为类圆形软组织肿块，边缘光整，边界清楚，增强扫描轻 - 中度延迟强化，少数可侵犯周围组织、器官。恶性间质瘤的肿块呈分叶状，有明显的液化坏死区，常与胃肠道相通，多伴大而不规则的溃疡，增强扫描呈不均匀强化。淋巴瘤形态多不规则、呈分叶状或多结节融合状，增强扫描中等程度强化，肿块常包绕小肠，可见"夹心饼干征"。

　　初步诊断：硬纤维瘤。

四、治疗结果

（一）手术所见

　　肠镜示回肠末端 / 横结肠吻合口狭窄，局部可见多发直径 3～5mm 的球状息肉集聚于吻合口部；降结肠散在少数息肉；直乙交接附近始见大小为 5～10mm 的扁平隆起病变。

（二）病理所见

　　灰褐息肉样组织，表面颗粒状，切面灰白实性质中；（肠管肿物）梭形细胞增生，伴胶原化（见图 3-2-7）。考虑多发管状腺瘤（低级别），伴有肠系膜纤维瘤病，可符合加德纳综合征。

（三）最终诊断

　　加德纳综合征。

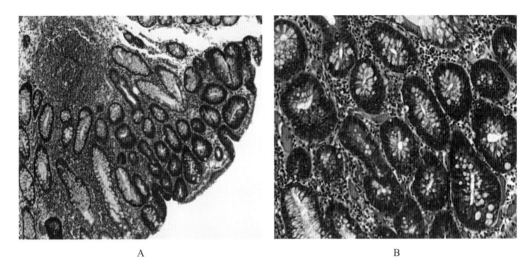

图 3-2-7　HE 染色图（A、B）

五、讨论和总结

加德纳综合征（Gardner syndrome，GS）是家族性腺瘤性息肉病的一个亚型，属于常染色体显性遗传性疾病，由于染色体 5q21 上的 APC 基因突变而发病，且有高度恶变潜能。可发生于任何年龄，多在 20～30 岁发病。临床症状包括腹痛腹泻、体重减轻、消化道出血、肠梗阻等。

GS 的肠内表现主要是结直肠多发息肉，以腺瘤型为主，随着年龄增大，息肉的数目和大小随之增加，恶变率也不断增高。肠外表现包括：骨瘤、牙齿异常、皮肤和软组织肿瘤等。GS 患者的骨瘤数目多≥3 个，好发于颅面骨，在 CT 上表现为骨样密度隆起性病灶，边界清楚。牙齿异常包括多齿、埋藏齿、先天性牙齿缺失、牙骨质增生、牙源性囊肿、牙源性肿瘤等。皮肤和软组织肿瘤包括皮脂腺囊肿、表皮囊肿、脂肪瘤及纤维性肿瘤等，其中硬纤维瘤（desmoid tumor，DT）虽然罕见，但却与 GS 密切相关。

DT 是一种成纤维细胞来源的良性肿瘤，生长缓慢、不发生转移，但可局部浸润性生长。常位于腹腔（85%～100% 位于肠系膜）、腹壁，甚至可发生于颅底，且多位于外科手术后部位，切除后易复发。影像学上多表现为类圆形软组织肿块，边缘光整，边界清楚，CT 平扫为等低密度，MR 平扫 T1WI 为低信号，T2WI 信号多变、与瘤内病理成分相关，增强扫描轻 - 中度延迟强化，少数可侵犯周围组织、器官。

GS 的治疗主要为手术切除，另外还可辅助化疗及药物治疗。对于疑似病例，应及时筛查，早期诊断和治疗有利于提高患者的生存率和生活质量。

六、亮点精粹

年轻患者，结肠多发腺瘤合并腹部硬纤维瘤，病情短期内复发加重，特别是具有家族遗传史者，应考虑到 Gardner 综合征的可能性。

（张　晨）

参 考 文 献

蒋瑞芳，宿玉成，余立江，等. Gardner 综合征的病例报告及文献回顾［J］. 口腔颌面外科杂志，2017，27（2）：144-149.

NEWMAN C A, REUTHER W L, WAKABAYASHI M N et al. Gastrointestinal case of the day: Gardner syndrome [J]. RadioGraphics, 1999, 19 (2): 546-548.

病例 3　胆管病变

一、病历摘要

患者，男，69 岁。发现肝内胆管扩张 24 年，考虑"肝内胆管结石"，未特殊治疗；2 年前表现为囊实性肿物，考虑"囊腺瘤"可能。肿瘤标志物未见明显异常。

二、影像征象描述

左肝管局限性囊状扩张，大小约 3.8cm×2.9cm×4.7cm，腔内密度不均匀，可见壁结节，外壁光滑。增强扫描，壁结节轻度强化。左肝内胆管轻度扩张（见图 3-3-1～图 3-3-5）。

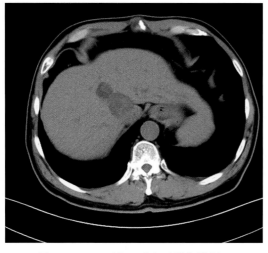
图 3-3-1　CT 平扫上腹部动脉期横断面

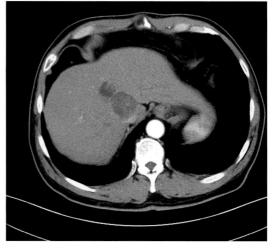
图 3-3-2　CT 增强上腹部动脉期横断面

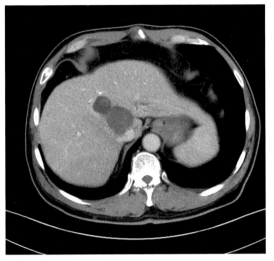 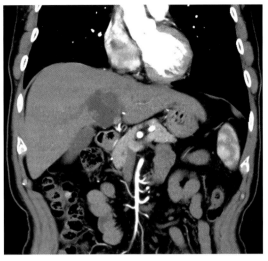

图 3-3-3　CT 增强上腹部静脉期横断面　　　　图 3-3-4　CT 增强上腹部动脉期冠状面

三、诊断思路及鉴别诊断

患者为老年男性，慢性病程。CT 增强显示左肝管局限性囊状扩张，管腔内伴轻度强化壁结节。诊断方向：①胆管内乳头状肿瘤；②肝脏囊腺瘤；③胆管细胞癌。

胆管内乳头状肿瘤的典型影像表现为扩张的胆管内出现结节、肿块影。肝脏囊腺瘤／癌不与胆管相通，一般不会引起胆管扩张。胆管细胞癌强化较明显，直接侵犯及转移多见。

初步诊断：胆管内乳头状肿瘤。

四、治疗结果

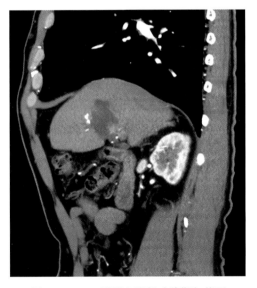

图 3-3-5　CT 增强上腹部动脉期矢状面

（一）手术所见

术中超声示 S4 段囊实性肿瘤，足侧紧邻左肝蒂起始部，头侧紧邻肝中静脉，肿瘤累及尾状叶；未见明确肿大淋巴结。

（二）病理所见

左肝管囊性变形胆管内乳头状肿瘤伴高级别上皮内肿瘤，局灶向囊壁内结节状生长，结节内可见间质浸润，呈中分化腺癌，伴梗死、出血、玻璃样变及局灶钙化。肿瘤局限于胆管壁内生长，未累及周围肝细胞，囊壁边缘可见高度上皮内瘤变（见图 3-3-6）。

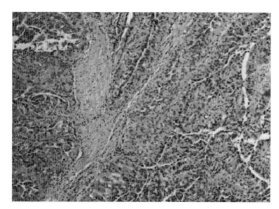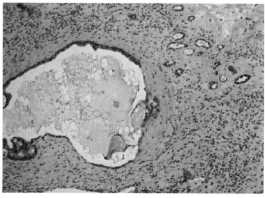

图 3-3-6   HE 染色图（A、B）

（三）最终诊断

胆管内乳头状肿瘤。

五、讨论和总结

胆管内乳头状肿瘤（intraductal papillary neoplasms of the bile duct，IPNB）起源于胆管黏膜上皮，在胆管内呈乳头状生长，可分泌大量黏液。在临床上少见，好发于中老年男性，可单发或多发，多发者称为胆管内乳头状瘤病。临床表现无特异性，主要为（间歇性）黄疸、上腹部疼痛，可伴发热。病因不清，可能与胆道结石和炎症刺激相关。

IPNB 可分布在胆管的各个部位，但以肝左叶多见。典型影像表现为扩张的胆管内出现结节、肿块影。胆管扩张可为局限性（动脉瘤样扩张）或弥漫性（胆管扩张范围与梗阻部位不匹配），这与肿瘤的位置及分泌大量黏液相关；另外，肿瘤分泌的大量黏液与胆汁混合，造成液体成分不均匀，在 T2WI 上表现为"条纹征"，即扩张胆管内平行管腔走行的条状低信号影，是一种特异性征象。IPNB 形态多变，可表现为类圆形、扁平状或珊瑚状；在 CT 平扫上多为稍高于胆汁的低密度影，少数由于体积较小或分泌黏液蛋白致胆汁密度升高而无法显示；在 MR 上表现为 T1WI 等或稍低信号，T2WI 等高信号，DWI 高信号；增强扫描为轻中度延迟强化，肿瘤附着处胆管壁局限性增厚、强化不明显。

手术切除是治疗 IPNB 的主要手段。IPNB 是一种良性或交界性肿瘤，大部分预后较好，但少数可恶变为腺癌，其预后与肿瘤侵袭性相关。

六、亮点精粹

扩张的胆管内出现壁结节，且胆管扩张程度、范围与梗阻部位不匹配时，应首先考虑到胆管内乳头状肿瘤的可能性。

（张　晨）

参 考 文 献

宋凤祥，周建军，施裕新，等. 胆管内乳头状肿瘤的动态增强 CT 表现 [J]. 中华放射学杂志，2013，47
　（5）：430-435.

LIM J H, YOON K H, KIM S H, et al. Intraductal papillary mueinous tumor of the bile ducts [J]. RadioGraphies,
　2004, 24 (1): 53-66.

病例 4　肝脏占位（一）

一、病历摘要

患者，女，64 岁。2 周前无明显诱因间断出现上腹胀痛，CT 检查提示肝左叶占位，为进一步诊治入院。SCCAg、CEA、CYFRA21-1 及 CA-125 升高。

二、影像征象描述

肝左叶见一类圆形低密度肿块，部分边界欠清，大小约 58mm×67mm×52mm，中心见少许点状高密度影，增强动脉期未见明显强化，可见肝固有动脉左支进入病灶；门脉期及延迟期病灶边缘不均匀强化，病灶内部可见间隔样强化，肝左叶胆管轻度扩张。肝门部胰腺上方、肝胃间隙、左肾静脉水平肠系膜区见多发肿大淋巴结（见图 3-4-1～图 3-4-6）。

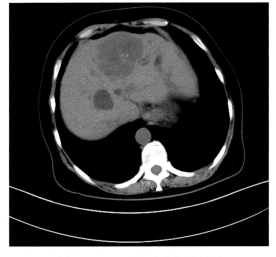

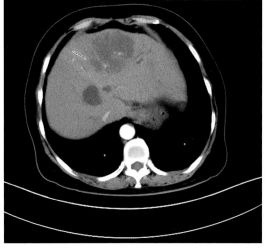

图 3-4-1　CT 平扫上腹部横断面　　　　　　图 3-4-2　CT 增强上腹部动脉期横断面

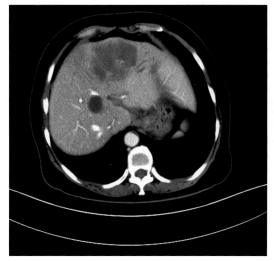

图 3-4-3　CT 增强上腹部静脉期横断面

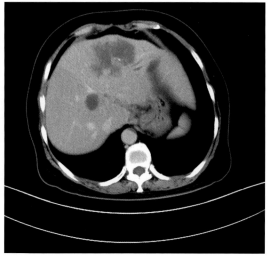

图 3-4-4　CT 增强上腹部延迟期横断面

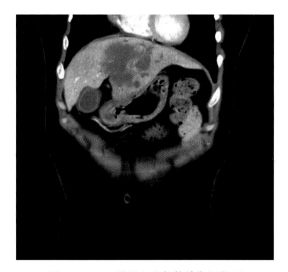

图 3-4-5　CT 增强上腹部静脉期冠状面

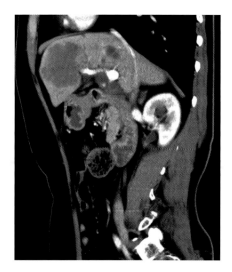

图 3-4-6　CT 增强上腹部静脉期矢状面

三、诊断思路及鉴别诊断

患者为老年女性，隐匿性起病。CT 增强显示肝内低密度肿块，增强扫描病灶边缘不均匀强化，中心少许钙化，肝内胆管轻度扩张，伴多发肿大淋巴结。诊断方向：①肝内胆管细胞癌；②肝脏囊腺癌。

肝内胆管细胞癌增强扫描呈渐进性强化，可合并肝包膜凹陷及肝内胆管扩张。肝脏囊腺癌不与胆管相通，一般不会引起胆管扩张。

初步诊断：肝内胆管细胞癌。

四、治疗结果

（一）手术所见

肿瘤位于左肝，突出肝表面，超声刀打开小网膜囊，见肝十二指肠韧带呈挛缩冰冻样改变，肿瘤侵犯胃小弯。

（二）病理所见

灰白灰红穿刺软组织，考虑黏液腺癌，中分化（见图 3-4-7）。

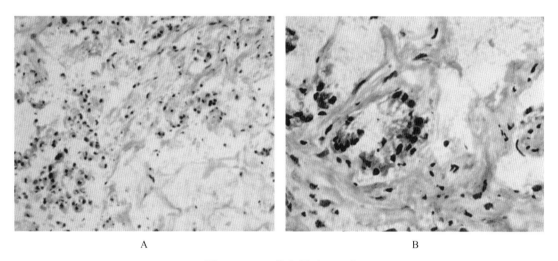

A   B

图 3-4-7　HE 染色图（A、B）

（三）最终诊断

肝内胆管黏液腺癌。

五、讨论和总结

肝内胆管黏液腺癌（intrahepatic mucinous cholangiocarcinoma，IMCC）是一种罕见疾病。一般认为其起源于肝内胆管病变，胆石症、胆道炎症等慢性胆道疾病是引起本病的原因。肿瘤细胞分泌大量稠厚的黏液，如果黏液进入胆道内可引起胆道梗阻。50～70 岁的女性多见，临床表现包括黄疸、右上腹痛等。

IMCC 病灶多位于肝左叶。CT 表现为低密度，MR 表现为明显长 T1、长 T2 信号，增强扫描动脉早期周边及内部血管分支内对比剂进入强化，门脉期及延迟期肿瘤内部可见斑点状不均匀强化，但三期的强化程度均低于正常肝实质。部分进入胆道的黏液可与胆汁出现分层征象，是 MRCP 的特征性表现。

根治性手术切除是 IMCC 的主要治疗方法。临床预后较差，尤其是合并淋巴结转移者更易复发。

六、亮点精粹

肝内胆管黏液腺癌罕见，且与肝内胆管细胞癌不易鉴别，肿瘤增强扫描三期强化程度均低于正常肝实质，且渐进性强化不如肝内胆管细胞癌明显，MR 上 T2 信号更长、MRCP 的分层征象有助于诊断。

（张　晨）

参 考 文 献

何俊闯，闫宏宪，田建国，等. 胆管黏液腺癌的诊断与治疗［J］. 腹部外科，2017，30（5）：349-352.

LIM J H, YOON K H. Intraductal papillary mucinous tumor of the bile ducts [J]. RadioGraphics, 2004, 24 (1):
　　53-66.

病例 5　肝脏占位（二）

一、病历摘要

患者，女，44 岁，体检发现肝占位 1 月余。既往体健，无其他不适。

二、影像征象描述

肝 S2、S5 及肝 S7 段各见一个结节影，边界清楚，在 T1WI 呈低信号，在 T2WI 呈稍高信号，结节内可见斑点状 T2WI 高信号，最大者直径约 1.6cm×1.6cm×2.0cm；增强后，各结节周边环形强化，延迟期略向内部扩张，中心区域无强化（见图 3-5-1～图 3-5-6）。

三、诊断思路及鉴别诊断

患者为中年女性，隐匿性起病。MR 增强显示肝内多发环形强化结节影。诊断方向：①肝转移瘤；②肝上皮样血管内皮细胞瘤。

肝转移瘤病灶典型表现为"牛眼征"，且具有原发肿瘤病史。肝上皮样血管内皮细胞瘤多位于肝周或包膜下，典型者增强表现为"晕环征"，且无原发肿瘤病史。

初步诊断：肝上皮样血管内皮细胞瘤。

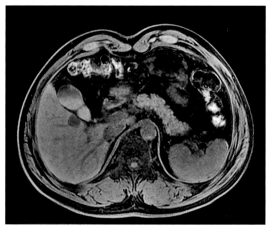

图 3-5-1　MR 平扫上腹部 T1WI＋FS 横断面

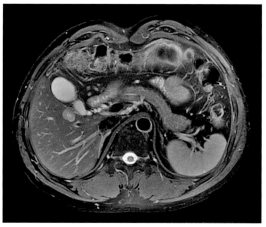

图 3-5-2　MR 平扫上腹部 T2WI＋FS 横断面

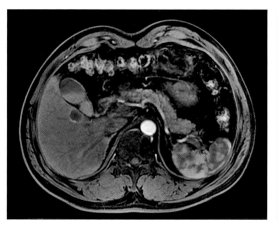

图 3-5-3　MR 增强上腹部 T1WI＋FS 动脉期横断面

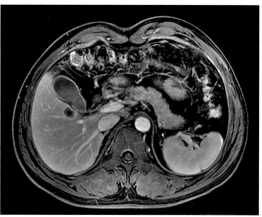

图 3-5-4　MR 增强上腹部 T1WI＋FS 静脉期横断面

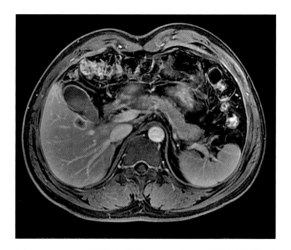

图 3-5-5　MR 增强上腹部 T1WI＋FS 延迟期横断面

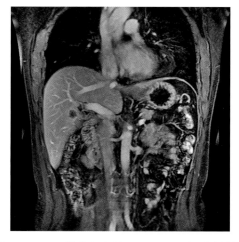

图 3-5-6　MR 增强上腹部 T1WI＋FS 延迟期冠状面

四、治疗结果

（一）手术所见

肝脏质软，于左肝外侧叶、胆囊区肝 S5 段及 S7 段术中超声可探及 1.5cm 肿物。

（二）病理所见

穿刺肝组织纤维化的间质中可见上皮样及梭形的肿瘤细胞条索状增生，部分肿瘤细胞可见胞质内腔隙，部分细胞核偏位，局灶见凝固性坏死。符合上皮样血管内皮细胞瘤（见图 3-5-7）。

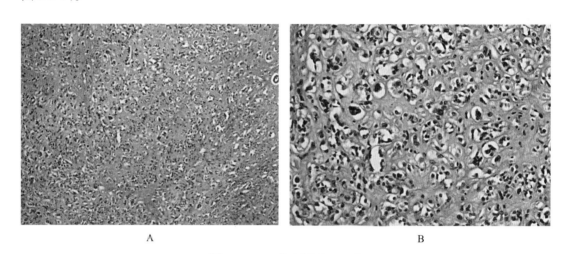

图 3-5-7　HE 染色图（A、B）

（三）最终诊断

肝上皮样血管内皮细胞瘤。

五、讨论和总结

肝上皮样血管内皮细胞瘤（hepatic epithelioid haemangioendothelioma，HEHE）是一种少见的、低度恶性肝血管源性肿瘤。好发于女性，可发生于任何年龄段，30～40 岁为发病高峰期。临床表现包括腹痛、体重减轻、易疲劳、发热和黄疸等。

HEHE 主要表现为肝内多发的实性结节，边界清楚，多位于肝周或包膜下，随病变进展结节可相互融合，邻近肝包膜可出现"包膜凹陷征"，部分病灶内见钙化。CT 平扫表现为不均匀低密度；MR 平扫 T1WI 呈低信号，T2WI 呈中高混合信号；增强扫描多表现为渐进性向心性延迟强化，动脉期病灶无强化或边缘轻度强化，门脉期/延迟期病灶逐渐向中心强化，低于或等于周围正常肝实质的密度/信号。典型者增强可表现为"晕环征"，即肿块边缘强化呈高密度 / 信号，中央无强化呈低密度 / 信号，病灶周边可见更低密度 / 信号的薄层环形影。另外 HEHE 嗜血管生长，容易侵犯肝静脉或门静脉，肿瘤包绕、浸润可致其管腔闭塞而终止于病灶边缘，形成 "棒棒糖征"。

手术切除和肝移植是临床常用的治疗方法，术后 5 年存活率为 60%～70%。30% 患者可出现转移，转移多位于肺。

六、亮点精粹

肝上皮样血管内皮细胞瘤与无明确原发肿瘤史的肝转移瘤影像表现类似，对于出现 "包膜凹陷征" 及 "棒棒糖征" 的病变，应更倾向于肝上皮样血管内皮细胞瘤的诊断。

（张　晨）

参 考 文 献

石双任，陈宏伟，陆志华. 肝上皮样血管内皮细胞瘤的影像表现［J］. 临床放射学杂志，2011，30（12）：1839-1842.

EARNEST F, JOHNSON C D. Case 96: Hepatic epithelioid hemangioendothelioma [J]. Radiology, 2006, 240 (1): 295-298.

病例 6　肝脏占位（三）

一、病历摘要

患者，男，65 岁。10 天前无明显诱因出现右侧腹胀，外院影像学检查提示肝内占位。既往体健，无特殊。

二、影像征象描述

右半肝见一巨大肿块，大小约 11.6cm×9.3cm×11.9cm，信号不均匀，T1WI 以低信号为主、T2WI 以稍高信号为主，DWI 呈高信号，增强扫描动脉期边缘轻度强化，门脉期、延迟期整体信号比周围肝脏信号稍低，内部呈条索状；右肝管及其分支受压并可见扩张；门静脉右支、肝中静脉、肝右静脉被肿块包埋；未见明确肿大淋巴结（见图 3-6-1～图 3-6-6）。

三、诊断思路及鉴别诊断

患者为老年男性，慢性隐匿性起病。MR 增强显示右半肝巨大肿块，增强扫描轻度强

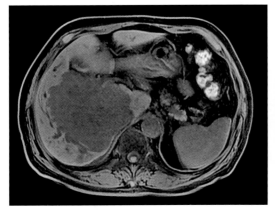

图 3-6-1　MR 平扫上腹部 T1WI＋FS 横断面

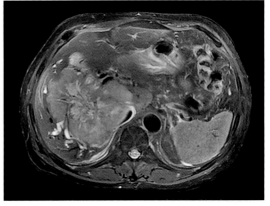

图 3-6-2　MR 平扫上腹部 T2WI＋FS 期横断面

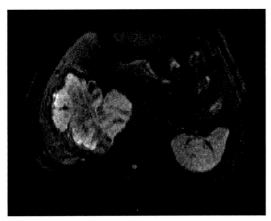

图 3-6-3　MR 平扫上腹部 DWI 横断面

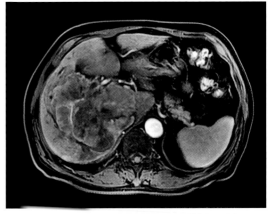

图 3-6-4　MR 增强上腹部动脉期 T1WI＋FS 横断面

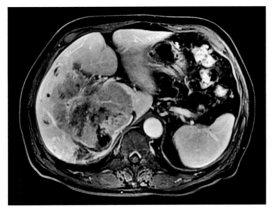

图 3-6-5　MR 增强上腹部静脉期 T1WI＋FS 横断面　图 3-6-6　MR 增强上腹部延迟期 T1WI＋FS 横断面

化，伴周围胆管扩张。诊断方向：①肝内胆管细胞癌；②肝细胞癌。

　　肝内胆管细胞癌增强扫描为渐进性强化，可出现肝包膜凹陷及邻近肝内胆管扩张。肝细胞癌多有肝硬化背景，可合并脂肪变性及门脉癌栓，典型者呈"快进快出"强化方式。

初步诊断：肝内胆管细胞癌。

四、治疗结果

（一）手术所见

右肝见巨大肿瘤样病变，与十二指肠、下腔静脉粘连紧密；肝周少量淡黄色腹水。腹腔无转移性病灶。

（二）病理所见

肝脏肿瘤由细胞致密区和稀疏区交替组成，致密区细胞呈巢片状排列，稀疏区梭形细胞散在并见纤维组织增生，部分区域出血、坏死及囊性变，肿瘤细胞呈上皮样及短梭形，细胞核中度异形性，核分裂象 3～5 个 /10HPF，并可见瘤巨细胞，肿瘤边缘浸润周围肝组织并侵犯肝被膜及胆囊浆膜面，考虑为恶性孤立性纤维性肿瘤（见图 3-6-7）。

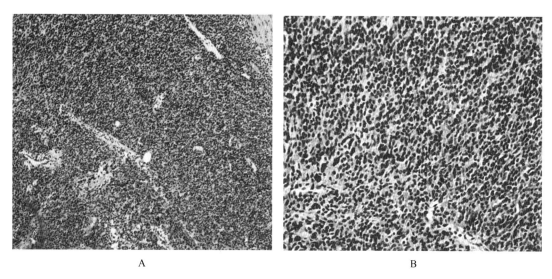

A　　　　　　　　　　　　　B

图 3-6-7　HE 染色图（A、B）

（三）最终诊断

肝脏孤立性纤维性肿瘤。

五、讨论和总结

肝脏孤立性纤维性肿瘤（hepatic solitary fibrous tumour，HSFT）是一种罕见的间叶组织来源梭形细胞肿瘤。发病年龄 16～84 岁不等，平均 52 岁，女性多于男性。常见临床表现包括腹痛、腹胀、消化不良等，还有少数患者出现低血糖。

　　HSFT 多为单发类圆形软组织肿块，良性者边界清楚、包膜完整、周围组织受压移位，恶性者边界欠清、包膜不完整、有侵袭性；CT 平扫良性者为较均匀的等低或稍高密度，恶性者密度不均匀、内部可出现坏死区；在 MR 平扫 T1WI 为低信号，T2WI 信号混杂，与瘤内纤维含量及坏死程度相关；增强扫描呈地图样或条索状不均匀轻中度或明显强化。

　　HSFT 多为良性或交界性肿瘤，恶性者罕见。临床上没有标准的治疗策略，文献报道部分患者接受了手术治疗。

六、亮点精粹

　　肝脏孤立性纤维性肿瘤是罕见病例，非肝硬化患者的肝内巨大肿块，增强扫描为不均匀轻度强化，内部呈条索状，应考虑到该诊断的可能性。

（张　晨）

参 考 文 献

李勤勃，飞勇，丁莹莹. 肝脏恶性孤立性纤维性肿瘤 1 例［J］. 实用放射学杂志，2014，30（8）：1425-1426.

DEBS T, KASSIR R, AMOR I B, et al. Solitary fibrous tumor of the liver: report of two cases and review of the literature [J]. Int J Surg, 2014, 12 (12): 1291-1294.

病例 7　肝脏占位（四）

一、病历摘要

　　患者，女，56 岁。1 月前无明显诱因出现中上腹疼痛，伴呕吐、腹泻，影像检查提示肝右叶占位。肿瘤标志物不高，无乙肝及肝硬化病史。

二、影像征象描述

　　肝 S7 段内见一椭圆形肿块影，边界清楚，可见包膜样结构，大小约 4.8cm×6.5cm×5.4cm，其内密度不均，平扫时呈等低混杂密度，CT 值为 26～50HU，增强扫描大部分区域动脉期即强化，门脉期及延迟期出现对比剂流出，三期 CT 值分别为 66～74HU、81～86HU 和 72～82HU，小部分区域三期 CT 值变化不显著，约 36HU。邻近右肝静脉略受压移位、其与肿块分界尚清（见图 3-7-1～图 3-7-6）。

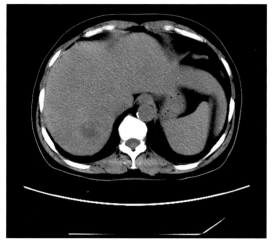

图 3-7-1　CT 平扫上腹部横断面

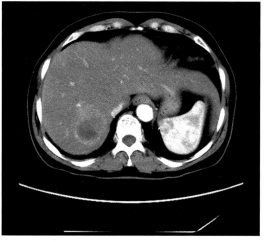

图 3-7-2　CT 增强上腹部动脉期横断面

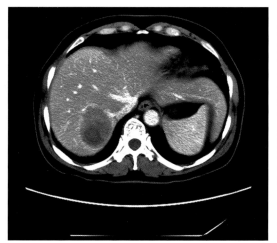

图 3-7-3　CT 增强上腹部静脉期横断面

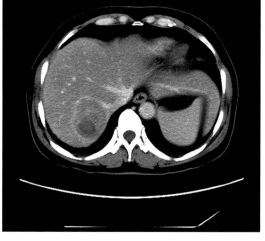

图 3-7-4　CT 增强上腹部延迟期横断面

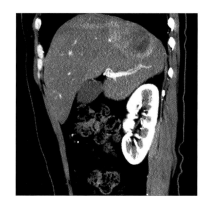

图 3-7-5　CT 增强上腹部动脉期矢状面

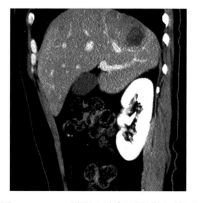

图 3-7-6　CT 增强上腹部延迟期矢状面

三、诊断思路及鉴别诊断

患者为中年女性，慢性隐匿性起病。CT 增强显示肝内肿块影，增强扫描部分区域呈"快进快出"样强化方式。诊断方向：①肝细胞癌；②肝腺瘤。

肝细胞癌多有肝炎、肝硬化背景，血清 AFP 常增高，可合并脂肪变性及门脉癌栓，典型者呈"快进快出"的强化方式。肝腺瘤好发于年轻女性，易出血、坏死，可合并脂肪变性，动脉期强化明显，门脉及延迟期呈持续强化。

初步诊断：肝细胞癌。

四、治疗结果

（一）手术所见

肝 S7 段可见一处肿瘤，质硬，直径约 6cm，少量淡黄色腹水，未见其他转移结节。

（二）病理所见

肝内见由大小较一致的小圆形细胞构成的肿瘤，瘤细胞排列成菊形团样，胞质少，核分裂象 3～4 个 /10HPF，累及肝被膜，可见脉管内癌栓，考虑神经内分泌瘤（NET，G2）（见图 3-7-7）。

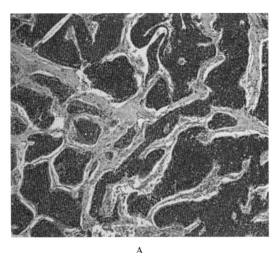
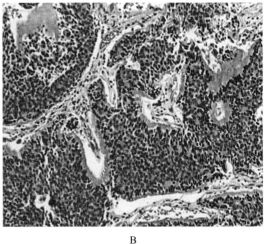

A   B

图 3-7-7　HE 染色图（A、B）

（三）最终诊断

肝脏原发神经内分泌肿瘤。

五、讨论和总结

肝脏原发神经内分泌肿瘤（primary hepatic neuroendocrine neoplasm，PHNEN）在临床上罕见，一般认为起源于肝内毛细胆管的神经内分泌细胞或肝内异位的胰腺或肾上腺组织。常见于 40 岁以上女性。临床表现无特异性，多不出现类癌综合征，肿瘤较大可产生腹痛或压迫症状。血清 CgA 和 NSE 水平是诊断的敏感指标。

PHNEN 常位于肝右叶，单发多见，以囊实性病变为主，一般体积较大。CT 平扫表现为类圆形低密度，MR 平扫为 T1WI 低信号，T2WI 高信号，DWI 高信号。单发囊实性肿块，动脉期为轻 - 中度强化，门脉期及延迟期持续强化，中心坏死区无强化；多发囊实性病变，增强后实性成分持续强化；一个主病灶伴多发子灶者，轻中度强化。肿瘤内囊变、坏死及出血的发生率随肿瘤病理分级的上升而提高。但肿瘤对肝内结构的直接侵犯及远处转移均不常见。

手术是 PHNEN 的首选治疗方法，失去手术机会者还可采用介入、射频消融、靶向治疗和肝移植等方法。临床预后与肿瘤病理分级相关，分级越高预后越差。

六、亮点精粹

肝脏原发神经内分泌肿瘤在临床上罕见，多不出现神经内分泌症状；病灶以囊实性病变为主，强化方式多样，实性成分轻中度强化，囊性成分无强化，与其他部位的神经内分泌肿瘤影像表现类似。

（张　晨）

参 考 文 献

李家开，王敏，袁静，等. 肝脏原发性神经内分泌肿瘤的 CT 和磁共振成像表现［J］. 中华肿瘤杂志，2017，39（8）：600-606.

VAN DER HOEF M, CROOK D W, MARINECK B, et al. Primary neuroendocrine tumors of the liver: MRI features in two cases [J]. Abdom Imag, 2004, 29 (1): 77-81.

病例 8　卵巢占位

一、病历摘要

患者，女，64 岁。绝经 15 年，2 个月前无明显诱因自觉下腹部增大，腹胀伴食欲减退；查体扪及腹部巨大包块，质硬，囊性，活动性欠佳；超声检查示盆腔内巨大囊实性占位；肿瘤标志物 CA-153、CA-125 升高。

二、影像征象描述

盆腔内巨大占位，大小约 12cm×14cm×9.8cm，为分叶状囊实性病变，边界清晰，其内囊液呈稍短 T1 信号，其实性成分为壁结节状并沿囊壁蔓延，呈等 T1、略长 T2 信号，DWI 序列上实性成分为高信号。增强扫描中，实性成分呈持续不均匀强化，囊性成分无强化。腹腔淋巴结丛集，最大者约 1.9cm×1.8cm，轻中度均匀强化（见图 3-8-1～图 3-8-6）。

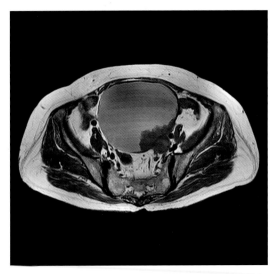

图 3-8-1　MR 平扫盆腔 T1WI 横断面

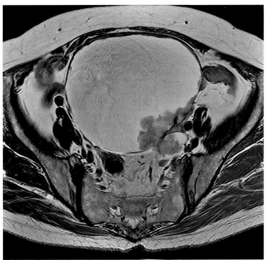

图 3-8-2　MR 平扫盆腔 T2WI 横断面

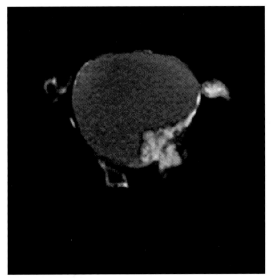

图 3-8-3　MR 平扫盆腔 DWI 横断面

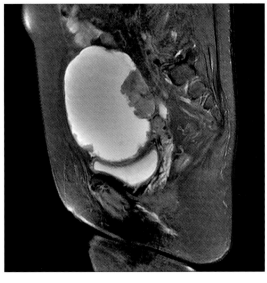

图 3-8-4　MR 平扫盆腔 T2WI＋FS 矢状面

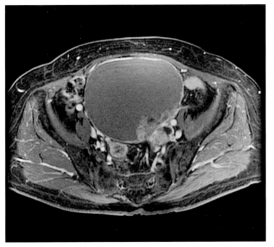
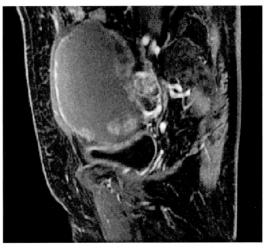

图 3-8-5 MR 增强盆腔 T1WI＋FS 横断面 　　　　　图 3-8-6 MR 增强盆腔 T1WI＋FS 矢状面

三、诊断思路及鉴别诊断

患者为老年女性，慢性隐匿性起病。MR 增强显示盆腔巨大囊实性占位，囊内无分隔，实性成分较多、且持续不均匀强化，并伴肿大淋巴结。诊断方向：①卵巢透明细胞癌；②卵巢囊腺癌。

卵巢透明细胞癌表现为单侧卵巢的单发囊实性肿块，以囊性成分为主，内部分隔较少见，呈圆形或类圆形，边界清楚；实性成分多为向囊腔内突起的较大结节影，形态不规则，与邻近增厚的囊壁分界不清。卵巢囊腺癌形态不规则，有多分隔，囊壁不规则增厚毛糙、伴实性壁结节，易侵犯盆腔脏器，发生淋巴结转移、远处转移，CA-125 升高明显。

初步诊断：卵巢透明细胞癌。

四、治疗结果

（一）手术所见

左侧卵巢肿物约 15cm，囊实性，表面光滑，囊内为陈旧褐色液体，囊壁见数个乳头样结节。

（二）病理所见

盆腔肿瘤排列多样，呈囊泡、腺腔样、乳头状，部分肿瘤细胞胞质透明，部分细胞呈鞋钉样突入腺腔，部分乳头芯为基底膜样物。考虑卵巢透明细胞癌（见图 3-8-7）。

（三）最终诊断

卵巢透明细胞癌。

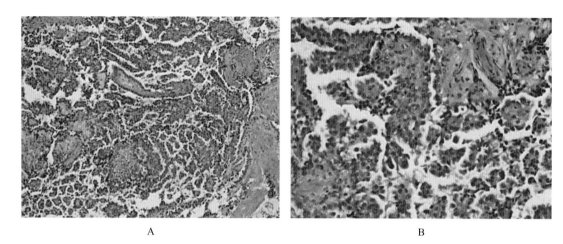

图 3-8-7　HE 染色图（A、B）

五、讨论和总结

卵巢透明细胞癌（ovarian clear cell carcinoma，OCCC）是一种少见的卵巢恶性肿瘤，约占卵巢肿瘤的 5%。好发于围绝经期妇女，单侧多见。临床症状包括腹痛、腹部肿块、阴道异常流血等，部分合并子宫内膜异位症。部分患者血清 CA-125、HE4 水平升高。

OCCC 多表现为单侧卵巢的单发囊实性肿块，以囊性成分为主，内部分隔较少见，呈圆形或类圆形，边界清楚。实性成分多为向囊腔内突起的较大结节影，形态不规则，与邻近增厚的囊壁分界不清。CT 平扫：囊液密度与其成分有关，实性成分多为软组织密度；MR 平扫：囊液 T1WI 信号复杂，T2WI 呈高信号，实性成分 T1WI 呈等信号，T2WI 呈稍高信号，DWI 呈高信号；增强扫描：实性成分明显持续性不均匀强化、囊性成分无强化。

手术切除和化疗是临床常用的治疗手段。术后复发转移率高，且对化疗反应差，预后不良。

六、亮点精粹

单侧卵巢单发囊实性占位，以囊性成分为主，囊内无分隔，实性成分形态不规则，表现为向囊内突起的结节、肿块，应考虑到卵巢透明细胞癌的诊断。

（张　晨）

参 考 文 献

时晓清，李咏梅，曾春，等. 卵巢透明细胞癌的 CT 及 MRI 诊断［J］. 中国医学影像学杂志，2015，23（11）：848-853.

JUNG S E, LEE J M, RHA S E, et al. CT and MR imaging of ovarian tumors with emphasis on differential diagnosis [J]. RadioGraphics, 2002, 22 (6): 1305-1325.

病例 9　盆腔病变

一、病历摘要

患者，女，23 岁。20 天前自觉下腹痛，与体位、排便无关，超声检查提示盆腔肿物。G2P0、盆腔炎病史。CA-125 明显升高，中性粒细胞绝对值及 C 反应蛋白升高。

二、影像征象描述

右侧附件区及子宫直肠间隙内多发不规则囊实性占位，以囊性为主，病变边界不清；子宫直肠间隙内囊性病灶最大，约为 5.4cm×8.9cm×6.3cm，其内信号不均，囊壁可见小的隆起，囊内可见分隔；增强扫描持续强化。在 T2WI 上腹膜信号弥漫升高，增强扫描持续强化。子宫后方、双侧髂血管周围多发肿大淋巴结（见图 3-9-1～图 3-9-6）。

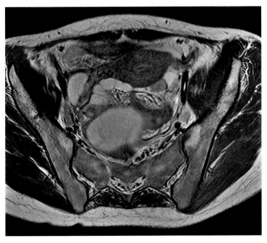
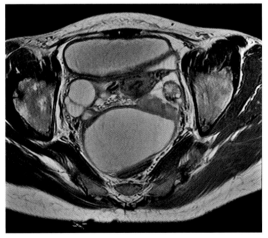

图 3-9-1　MR 平扫盆腔 T2WI 横断面　　　图 3-9-2　MR 平扫盆腔 T2WI 横断面

三、诊断思路及鉴别诊断

患者为年轻女性，急性起病。MR 增强显示盆腔内多发不规则囊性为主病变，边缘持续强化，合并腹膜炎症及淋巴结肿大。诊断方向：①输卵管卵巢脓肿；②巧克力囊肿；③卵巢囊腺瘤。

输卵管卵巢脓肿主要表现为盆腔附件区囊性或囊实性病变，形态多样，脓肿壁较厚，内

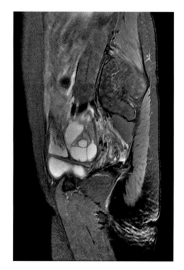

图 3-9-3   MR 平扫盆腔 T2WI 矢状面

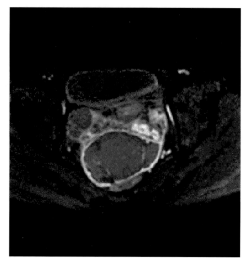

图 3-9-4   MR 平扫盆腔 DWI 横断面

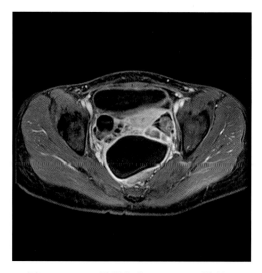

图 3-9-5   MR 增强盆腔 T1WI＋FS 横断面

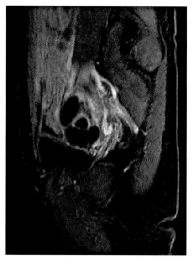

图 3-9-6   MR 增强盆腔 T1WI＋FS 矢状面

缘多光滑、无壁结节。巧克力囊肿表现为"卫星"囊样改变，囊内出现不同时期出血，部分可见液平，临床上常有痛经。卵巢囊腺瘤多为单侧，单房或多房肿块，部分可见强化壁结节。

初步诊断：输卵管卵巢脓肿。

四、治疗结果

（一）手术所见

腹腔内见褐色腹水，大网膜片状粘连于子宫表面，双侧附件不可见，分离子宫前壁及宫底部大网膜粘连，暴露双侧圆韧带，挛缩增粗，双侧子宫角部明显僵硬，左侧为著，双侧输卵管迂曲僵硬，双侧卵巢融合不可见，考虑输卵管卵巢脓肿。

（二）病理所见

（大网膜）纤维脂肪组织中见大量淋巴、浆细胞及少许中性粒细胞浸润，局灶小脓肿形成，纤维素渗出、血管扩张充血及出血，未见肿瘤累及（见图 3-9-7）。

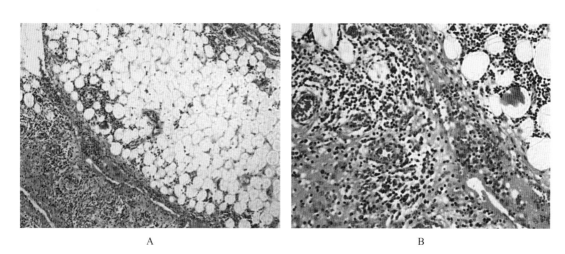

A　　　　　　　　　　　　　　　　B

图 3-9-7　HE 染色图（A、B）

（三）最终诊断

输卵管卵巢脓肿。

五、讨论和总结

输卵管卵巢脓肿（tubo-ovarian abscesses，TOA）是妇科盆腔炎症的严重合并症，为厌氧菌和需氧菌的混合感染所致。好发于年轻女性，绝经后妇女少见。以双附件发病为主，少数为单侧。临床表现差异较大，急性期出现腹痛、发热等，慢性期仅表现为盆腔包块而无明显症状。

TOA 主要表现为盆腔附件区囊性或囊实性病变，形态多样，可呈"腊肠状""蜂窝状""串珠状"，脓肿壁较厚，内缘多光滑、无壁结节。CT 平扫以低密度为主，病变富含脓细胞或出血时密度可增高；气泡影为脓肿特征性表现，但在 TOA 少见。MR 平扫为 T1WI 低信号，T2WI 不均匀中高信号，DWI 高信号，部分病灶内可见液平。增强扫描脓肿壁及分隔明显强化，囊内无强化。另可伴随毗邻器官及筋膜炎性改变。

临床治疗方式包括抗生素治疗、影像引导下穿刺引流及手术治疗。严重者可危及生命，需早期诊断、治疗。

六、亮点精粹

年轻女性，急性病程；盆腔附件区囊性病变，呈"腊肠状"或"串珠状"，壁较厚，内见分隔，增强扫描明显强化，合并腹膜炎性改变，符合输卵管卵巢脓肿表现。

（张　晨）

参 考 文 献

李德忠，冯丰奎，夏树枚，等. CT 及 MR 在诊断输卵管卵巢脓肿中的作用［J］. 医学影像学杂志，2010，20（2）：224-226.

KIM S H, YANG D M, et al. Unusual causes of tubo-ovarian abscess: CT and MR imaging findings [J]. RadioGraphics, 2004, 24 (6): 1575-1589.

病例 10　胰腺占位

一、病历摘要

患者，男，40 岁。5 年前因活动后突发腰部疼痛、伴大小便无力就诊，检查发现腰椎及腰大肌旁占位，予以手术切除，病理示神经鞘瘤。术后随访发现术区残留肿物逐渐增大，为求进一步诊治入院，完善术前检查过程中腹部超声提示胰腺颈部囊实性肿物。

二、影像征象描述

胰腺颈部结节影，边界较清，大小约 2.8cm×1.7cm×1.5cm，呈囊实性；在 CT 平扫上，内部密度不均匀，平均 CT 值约 30HU（见图 3-10-1 和图 3-10-2）；在 MR 上，T1WI 呈低信号，T2WI 呈囊实性表现；增强扫描呈延迟渐进式强化；胰管略扩张（见图 3-10-3～图 3-10-6）。

三、诊断思路及鉴别诊断

患者为中年男性，既往神经鞘瘤病史，偶然发现胰腺病变。CT 及 MR 增强显示胰腺颈部囊实性结节，增强扫描延迟渐进式强化。诊断方向：①胰腺神经鞘瘤；②胰腺神经内分泌肿瘤；③胰腺实性假乳头状瘤。

胰腺神经鞘瘤多位于胰头部，表现为边界清楚的肿块，内部囊变、坏死多见，部分可合并出血、钙化，实性部分强化明显。胰腺神经内分泌肿瘤典型者富血供、动脉期强化明

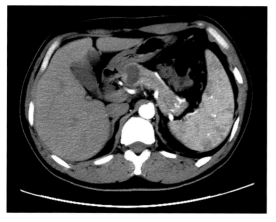

图 3-10-1 CT 增强上腹部动脉期横断面

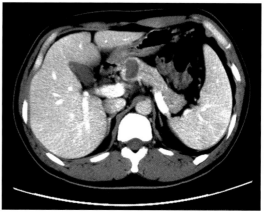

图 3-10-2 CT 增强上腹部静脉期横断面

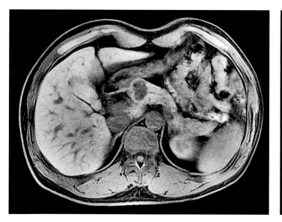

图 3-10-3 MR 平扫上腹部 T1WI 横断面

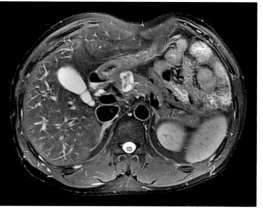

图 3-10-4 MR 平扫上腹部 T2WI＋FS 横断面

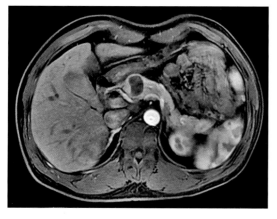

图 3-10-5 MR 增强上腹部 T1WI＋FS 动脉期横断面

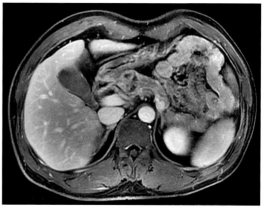

图 3-10-6 MR 增强上腹部 T1WI＋FS 延迟期横断面

显，且临床上有相应的内分泌症状。胰腺实性假乳头状瘤好发于年轻女性，多表现为胰腺体尾部的囊实性病变，病灶易合并出血，增强扫描为轻度延迟强化。

初步诊断：胰腺神经鞘瘤。

四、治疗结果

（一）手术所见

腹腔镜超声探查胰腺颈部大小约 4cm×3cm×1cm 囊实性肿物，边界清，与胰管不相通。腹壁、网膜及肠系膜未见转移结节。

（二）病理所见

胰腺梭形细胞肿瘤，细胞排列疏密不均，局灶小囊腔形成，可见栅栏状结构，伴淋巴细胞浸润，与胰腺组织境界清（见图 3-10-7）。考虑神经鞘瘤。

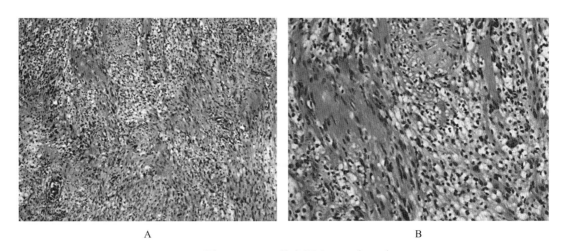

A   B

图 3-10-7　HE 染色图（A、B）

（三）最终诊断

胰腺神经鞘瘤。

五、讨论和总结

胰腺神经鞘瘤（pancreatic schwannoma，PS）在临床上罕见，起源于迷走神经分支的自主交感神经或副交感神经纤维。多发生于成年人，无明显性别差异。多为单发良性肿瘤，肿瘤多发或恶变则与 2 型神经纤维瘤病相关。一般临床症状包括腹痛、厌食、呕吐、体重减轻及胃肠道出血等。

PS 多位于胰头部，体尾部者少见。CT 平扫典型者表现为边界清楚的低密度肿块，部分病灶内可见囊变区。MR 表现则与肿瘤的组织类型相关，以 Antoni A 区为主时，呈稍长 T1、稍长 T2 信号，增强扫描明显强化；以 Antoni B 区为主时，表现为囊性外观，呈长 T1、长 T2 信号，增强扫描无明显强化；多数肿瘤为 A 区、B 区共存或相互移行，MR 信号及强化不均匀。另一部分病灶内可见囊变、坏死、出血或钙化。

手术切除是 PS 临床治疗的主要方法。预后难以评估，神经纤维瘤病的出现对预后不利。

六、亮点精粹

患者既往有神经鞘瘤病史，偶然发现胰腺囊实性占位，增强扫描呈渐进延迟性强化，首先考虑胰腺神经鞘瘤。

（张　晨）

参 考 文 献

赵秀丽，岳春丽，陈志晔. 胰腺神经鞘瘤 1 例 MR 表现［J］. 中国医学影像学杂志，2016，24（9）：676.
MANNING M A, SRIVASTAVA A, PAAL E E, et al. Nonepithelial neoplasms of the pancreas: radiologic-pathologic correlation, part 1-benign tumors: from the radiologic pathology archives [J]. RadioGraphics, 2016, 36 (1): 123-141.

病例 11　肝脏占位（五）

一、病历摘要

患者，女，83 岁。半月前体检超声发现肝内占位，无其他伴随症状。

二、影像征象描述

肝左叶形态欠规整，部分边缘收缩，内可见不规则占位；在 CT 上，为不均匀低强化肿块（见图 3-11-1～图 3-11-3）；在 MR 上，T1WI 呈稍低信号，T2WI 呈稍高信号影，DWI 呈高信号影，边界欠清，大小约 6.1cm×7.1cm×5.2cm，肿块呈持续性不均匀强化，但三期强化均低于周围正常肝实质；病变内可见不规则肿瘤血管影，门静脉左支受侵，病变远端胆管可见扩张（见图 3-11-4～图 3-11-6）。

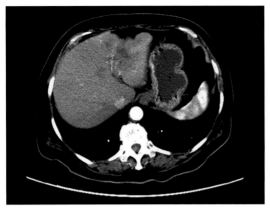

图 3-11-1　CT 增强上腹部动脉期横断面

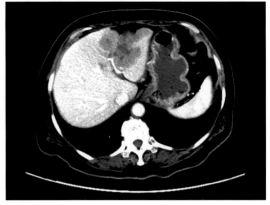

图 3-11-2　CT 增强上腹部静脉期横断面

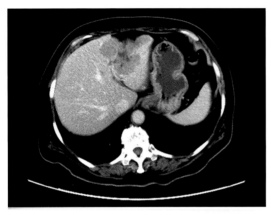

图 3-11-3　CT 增强上腹部延迟期横断面

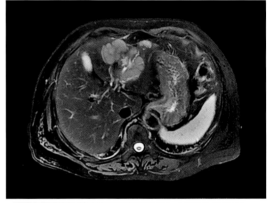

图 3-11-4　MR 平扫上腹部 T2WI＋FS 横断面

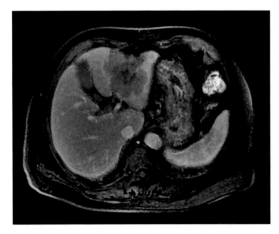

图 3-11-5　MR 增强上腹部 T1WI＋FS 静脉期横断面

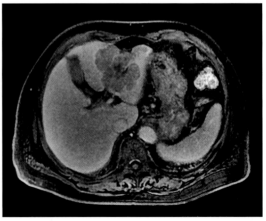

图 3-11-6　MR 增强上腹部 T1WI＋FS 延迟期横断面

三、诊断思路及鉴别诊断

患者为老年女性，慢性隐匿性起病。CT 增强显示肝内不规则低强化肿块，侵犯门脉左支，伴远端胆管扩张。诊断方向：①肝内胆管细胞癌；②肝细胞癌。

肝内胆管细胞癌增强扫描为渐进性强化，可出现肝包膜凹陷及邻近肝内胆管扩张。肝细胞癌多有肝硬化背景，可合并脂肪变性及门脉癌栓，典型者呈"快进快出"强化方式。

初步诊断：肝内胆管细胞癌。

四、治疗结果

（一）手术所见

肝脏大小正常，色泽红润，肿瘤位于左肝、侵犯门静脉矢状部，膈肌、腹壁、肠系膜及盆腔未见转移结节。

（二）病理所见

肝组织紧邻被膜下可见灰白结节，质地细腻，略软。镜检肿瘤细胞片状弥漫浸润生长，细胞中等大小，胞质淡染，细胞核中度异形，可见核仁。肿瘤累及被膜。考虑非霍奇金淋巴瘤，弥漫大 B 细胞淋巴瘤，GCB 型（见图 3-11-7）。

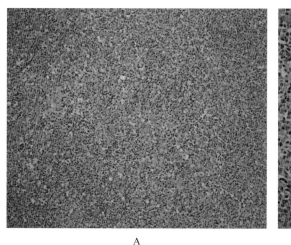 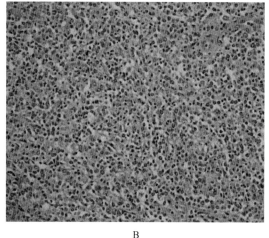

A   B

图 3-11-7　HE 染色图（A、B）

（三）最终诊断

原发性肝脏弥漫性大 B 细胞淋巴瘤。

五、讨论和总结

原发性肝脏弥漫性大 B 细胞淋巴瘤（primary hepatic diffuse large B-cell lymphoma，PHL）是非霍奇金淋巴瘤中的罕见类型，属于中 - 高度恶性淋巴瘤。目前病因不清，可能与慢性肝病、自身免疫性疾病相关。PHL 好发于老年男性，临床症状包括腹痛、黄疸、体重减轻、肝功能异常等。

PHL 病灶多为孤立实性肿块，边界清楚，内部可出现坏死。CT 平扫为低密度，MR平扫 T1WI 为低信号，T2WI 上多为高信号，但会根据病变内成分变化而不同，DWI 呈高信号；增强扫描各期强化程度均低于正常肝实质，部分病灶还可无强化或仅出现模糊的边缘强化。

PHL 临床治疗手段主要为化疗和手术切除，还可辅助放疗。有研究表明生发中心 B细胞样（GCB-like）型的预后较好，5 年总生存率约为 76%。

六、亮点精粹

原发性肝脏弥漫性大 B 细胞淋巴瘤是临床罕见病例，多表现为肝内孤立实性肿块，边界清楚，内部可见坏死，增强扫描为低强化，对其需加强学习、提高认识。

（张　晨）

参 考 文 献

李澄云，李银婷，倪家连，等. 肝脏原发性弥漫性大 B 细胞淋巴瘤的临床病理特点 [J]. 肝胆胰外科杂志，2017，29（4）：343-348.

TOMASIAN A, SANDRASEGARAN K, ELSAYES K M, et al. Hematologic malignancies of the liver: spectrum of disease [J]. RadioGraphics, 2015, 35 (1): 71-86.

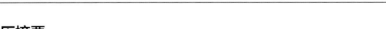

病例 12　腹部包块

一、病历摘要

患者，女，58 岁，因"发现肝脏肿大、双下肢肿胀 26 年，下肢疼痛 1 年"入院，无腹胀、黄疸、肝功能异常、消化道出血等症状。超声提示：下腔静脉近心端狭窄，下肢静脉瓣膜功能不全。体格检查：肝脏肋下（右侧锁骨中线）3cm，（剑突下）5cm。

二、影像征象描述

肝硬化征象；下腔静脉近心端狭窄，其中肝中静脉粗大，肝左静脉纤细与肝中静脉共干，汇入下腔静脉近心端，肝右静脉汇入下腔静脉远心端，肝中静脉与下腔静脉远心端间可见迂曲侧支血管。奇静脉、半奇静脉及其属支迂曲增粗（见图 3-12-1～图 3-12-3）。

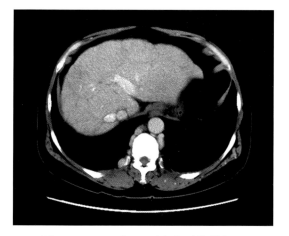

图 3-12-1 CT 增强上腹部门脉期横断面

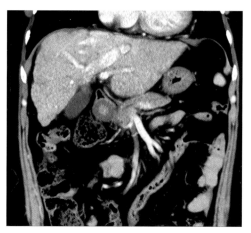

图 3-12-2 CT 增强上腹部门脉期冠状面

三、诊断思路及鉴别诊断

患者为老年女性，青年发病，且发病时间较长，病程发展缓慢。CT 增强显示下腔静脉近心端狭窄，肝中静脉粗大，奇静脉、半奇静脉及属支迂曲、增粗。诊断方向：布加综合征。

初步诊断：布加综合征。

四、治疗结果

下腔静脉造影术所见

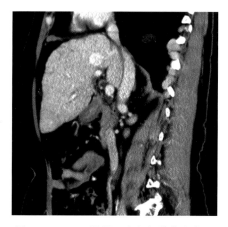

图 3-12-3 CT 增强上腹部门脉期矢状面

造影可见下腔静脉远端血流通畅，近心端闭塞，肝静脉显影，迂曲扩张，可见造影剂经肝静脉侧枝进入心房。球囊逐步扩张病变，再次造影可见下腔静脉恢复血流，侧支显影明显减少（见图 3-12-4 和图 3-12-5）。

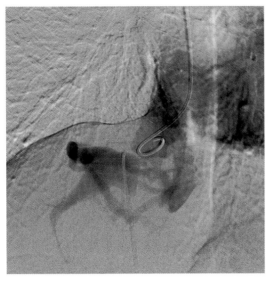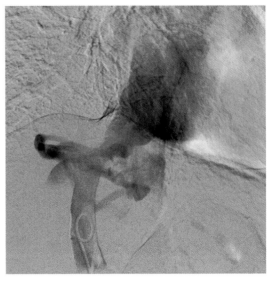

图 3-12-4   下腔静脉造影术显示下腔静脉狭窄处　　　图 3-12-5   下腔静脉造影下狭窄部位球囊扩张再通后

五、讨论和总结

布加综合征（Budd-Chiari syndrome）定义为任何导致正常流出肝脏血流中断或减少的病理生理过程，通常指肝静脉和（或）肝内或肝上的下腔静脉形成血栓。此疾病更常见于女性，20～30 岁发病。一般分为急性、亚急性、慢性三型。急性起病者常表现为右上腹疼痛、肝大、腹腔积液。亚急性及慢性起病者，其临床表现取决于闭塞的具体血管、闭塞程度及侧支循环建立情况。

静脉造影是布加综合征诊断的金标准，表现为：单支或多支肝静脉的闭塞，可合并下腔静脉肝内段狭窄、肝内静脉侧支形成（"蜘蛛网"征）。超声表现，急性患者：肝脾大、肝实质回声不均；慢性患者：尾状叶增生、再生结节、受累区周边萎缩、胆囊壁增厚、腹水。彩色多普勒超声：①部分或整个右肝静脉无血流或血流方向不正常；②下腔静脉和肝静脉的连接中断，肝静脉内血流逆转，肝内、肝外侧支形成；③门脉血流方向向肝/离肝；④下腔静脉改变：无血流，血流减少，流速很慢，双向血流，下腔静脉内血栓或肿瘤；⑤肝动脉阻力指数>0.75。CT 表现为：①增强扫描可见不均匀花斑状表现；尾状叶强化较早且增强程度明显，肝的周围部及肝静脉附近延迟强化；②由于肝静脉阻塞，肝窦压力升高，肝门静脉血流逆转，肝周围带可呈低密度改变；③门静脉难于识别；④慢性期可表现为尾状叶增生肥大，受累区域周围的肝实质萎缩。

布加综合征的治疗包括：内科治疗（包括支持治疗、抗凝治疗以及溶栓治疗）、放射学操作（如血管成形术、经颈静脉肝内门体静脉分流术和支架置入）以及外科手术干预（包括分流术和肝脏移植）。

六、亮点精粹

此疾病多见于中青年，病程缓慢。临床常伴有肝大、脾大、腹水、下肢静脉曲张等门脉高压和体循环回流障碍的症状及体征。在肝硬化的基础上应仔细观察下腔静脉、肝静脉狭窄、阻塞及血栓存在征象是否存在。静脉造影是布加综合征诊断的金标准。

（孟　琦）

参 考 文 献

万勇，王丹，张在人，等. Budd-Chiari 综合征影像诊断的进展［J］. 世界华人消化杂志，2008（7）：746-750.

CURA M, HASKAL Z, LOPERA J. Diagnostic and interventional radiology for Budd-Chiari syndrome [J]. RadioGraphics, 2009, 29 (3): 669-681.

病例 13　肝脏占位（六）

一、病历摘要

患者，女，72 岁，因"发现肝脏占位 5 月余"入院，CA19-9 92.12U/ml。体格检查：（-）。既往史：乙肝病史 20 余年。

二、影像征象描述

CT 平扫＋增强：S5/S8 交界区可见低密度肿块，呈分叶状，大小约 3.7cm×3.3cm×3.5cm，边界清楚，增强扫描强化不均匀，以边缘强化为著，内部渐进性延迟强化（见图 3-13-1～图 3-13-4）。

MR 平扫＋增强：S5/S8 交界区见分叶状异常信号结节，边界较清，在 T1WI 呈低信号，在 T2WI 呈稍高信号，DWI 呈高信号，与同相位相比，反相位信号未见明显衰减，增强扫描动脉期明显强化，门脉期及延迟期强化程度减低（见图 3-13-5～图 3-13-8）。

三、诊断思路及鉴别诊断

患者为老年女性，隐匿性起病。CT 及 MR 平扫＋增强显示肝内单发分叶状结节，强化方式为典型的"渐进性延迟强化"。诊断方向：①肝内胆管细胞癌；②肝细胞肝癌。

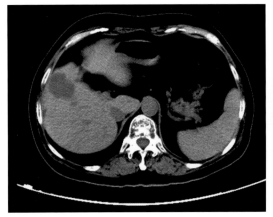

图 3-13-1　CT 上腹部平扫横断面

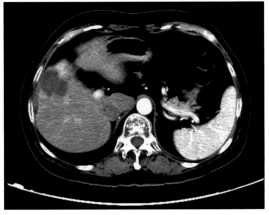

图 3-13-2　CT 增强上腹部动脉期横断面

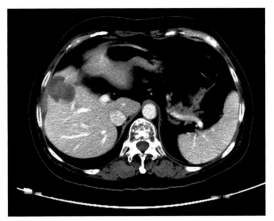

图 3-13-3　CT 增强上腹部门脉期横断面

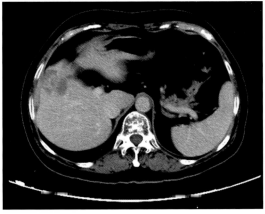

图 3-13-4　CT 增强上腹部延迟期横断面

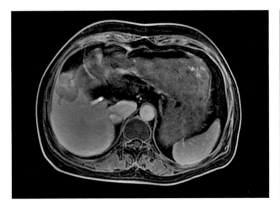

图 3-13-5　MR 平扫 T1WI-FS 横断面

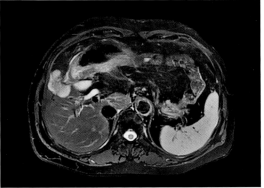

图 3-13-6　MR 平扫 T2WI-FS 横断面

肝内胆管细胞癌多表现为肝实质内多发肿块，边界不清，增强扫描呈"渐进性"强化，继发远端胆管扩张。肝细胞肝癌多发生在肝硬化基础上，增强扫描呈"快进快出"方式，多不合并胆管扩张，门静脉癌栓更多见。

初步诊断：肝内胆管细胞癌。

四、治疗结果

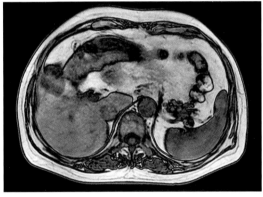

图 3-13-7　MR 平扫 DWI 横断面

（一）病理所见

肝脏 S4，S5：楔形切除肝组织一块，大小 8.5cm×5cm×4cm，被膜部分灰红色光滑，部分灰白色粗糙凹陷，粗糙区面积 4cm×2cm，切面紧邻皱缩区被膜下见一个多结节状肿物，大小 3.5cm×3cm×2.5cm，切面灰白色，质韧，界限欠清，肿物局部裸露于切缘，切缘涂墨。见图 3-13-9。

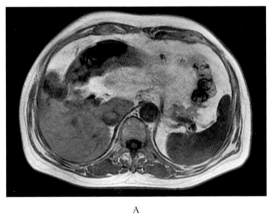

图 3-13-8　MR 平扫化学位移成像横断面
A. 同相位图像；B. 反相位图像

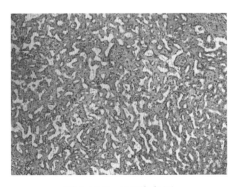

图 3-13-9　HE 染色图

（二）最终诊断

肝内胆管腺癌，中分化，癌组织侵透肝被膜，肝脏切缘局灶可见癌浸润。

五、讨论和总结

胆管细胞癌（cholangiocarcinoma），也称胆管癌，特指起源于肝内、门周或远端（肝外）胆道系统的胆道癌。起源于门周部区域的癌根据其累及肝管的模式可以进一步分型（Bismuth-Corlette 分型）。大部分胆管细胞癌为腺癌（＞90%），其余大部分为鳞状细胞癌。腺癌可被进一步分为 3 种类型：结节型、硬化型和乳头状型。典型胆管细胞癌患者的年龄在 50～70 岁之间。大多数肝外胆管细胞癌患者都表现为无痛性黄疸、右上腹痛和体重减轻。根据其生长方式，胆管细胞癌可分为肝内胆管癌和肝外胆管癌。

肝内胆管癌又称周围型胆管细胞癌，CT 表现为单发的低密度肿块，形态不规则，边界不清。强化扫描，动脉期大部分病例病灶不强化，仅有少数病例表现轻微略强化。静脉期病灶出现索条状或线状轻度强化，延时扫描病灶逐渐出现中等强化；而此时正常肝实质密度逐渐降低，因而对比之下病灶显示较明显，呈"渐进性"强化。肿块近端肝内胆管可出现迂曲扩张，肿块邻近的肝包膜可出现皱缩，并可出现多发肝内转移灶。MRI 表现为不规则 T1WI 低信号，T2WI 为略高混杂信号，边界不清，形态不规则，可伴有近端胆管迂曲扩张。

鉴别诊断：①肝细胞肝癌。多有肝炎、肝硬化病史，AFP 多明显增高，增强扫描具有"快进快出"的特征性表现，同时肝细胞肝癌多不合并胆管扩张，门静脉癌栓更多见。②肝海绵状血管瘤。平扫上信号或密度比较均匀，边界清楚，无胆管扩张、血管侵犯、淋巴转移等表现，增强扫描相对肝内胆管细胞癌动脉期强化更明显，门脉期及延迟期强化程度高于肝实质。③肝转移瘤。患者一般有明确的肿瘤病史，肝内转移病灶常为多发，病灶较小，其强化方式为特征性的环形"牛眼状"强化。④肝脓肿。患者一般有发热、寒战、腹痛等病史，白细胞计数增高，增强扫描多呈环形强化，病灶周围有低密度水肿区形成，抗感染治疗有效。

胆管细胞癌是来源于肝内和肝外胆管上皮细胞的罕见恶性肿瘤，其特点是发生淋巴结转移和远处转移早。手术是唯一可能的治愈手段，但仅少部分患者在疾病早期就诊并被认为适合接受切除手术。远端胆管细胞癌的可切除率最高，而近端（肝内和肝门部）肿瘤的可切除率最低。

六、亮点精粹

此疾病多见于中老年人，起病隐匿，临床表现为无痛性黄疸、右上腹痛和体重减轻。根据其生长方式，胆管细胞癌可分为肝内胆管癌和肝外胆管癌。肝内胆管癌可见肝实质内单发肿物或结节，典型的强化方式为"渐进性"强化，可继发近端胆管迂曲扩张。手术是唯一可能的治愈手段，但仅少部分患者在疾病早期就诊并被认为适合接受切除手术。

（孟　琦）

参 考 文 献

魏君培. 胆管细胞癌的影像学表现［J］. 实用医技杂志，2008，15（7）：850-851.

CHUNG Y E, KIM M J, PARK Y N, et al. Varying appearances of cholangiocarcinoma: radiologic-pathologic correlation [J]. RadioGraphics, 2009, 29 (3): 683-700.

第4章　骨关节系统疾病

病例 1　关节肿痛

一、病历摘要

患者，女，63 岁。反复低热 30 余年，游走性多关节肿痛 15 年。3 年前就诊外院查血沉、CRP 升高，GPI 阳性，ANA±，抗链球菌溶血素阴性，抗 SSA 抗体阳性，抗 CCP 抗体、AKA、抗角蛋白抗体阴性。患者自发病以来，无环形红斑、皮下结节，无面部皮疹，无紫癜，无口腔溃疡，无脱发，无光过敏，无双手遇冷变白变紫，关节无变形。

二、影像征象描述

双侧掌指关节旁、腕关节、膝关节、胫距间隙及第 1 跖趾关节旁对称性分布的絮状及线状高密度影，边缘毛糙，边界清楚。其中，双侧膝关节存在半月板和关节软骨钙化，双侧腕关节存在纤维三角软骨盘钙化，双侧踝关节存在关节软骨钙化。双侧膝关节、第 1 跖骨远端内侧病灶旁骨质增生明显，关节面毛糙（见图 4-1-1～图 4-1-4）。

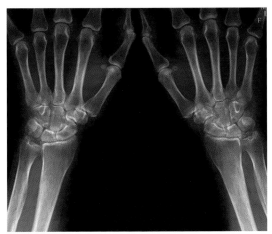

图 4-1-1　X 线双侧腕关节前后位检查

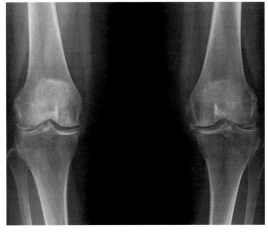

图 4-1-2　X 线双侧膝关节前后位检查

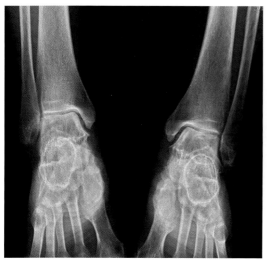
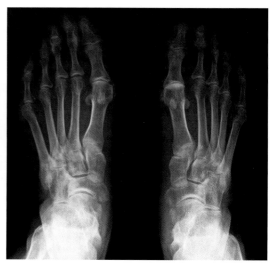

图 4-1-3   X 线双侧踝关节前后位检查   图 4-1-4   X 线双足前后位检查

三、诊断思路及鉴别诊断

患者为老年女性，病程时间较长，且疾病发展反复。在关节间隙及关节周围组织内可见多发絮状、线样高密度影，边缘毛糙。关节增生明显，且第 1 跖骨远端内侧关节面毛糙。诊断方向：①焦磷酸钙二水合物结晶沉积疾病（calcium pyrophosphate dihydrate deposition disease，CPPD）；②痛风（gout）；③骨关节炎（osteoarth，OA）。

X 线中 CPPD 最常累及膝关节、耻骨联合、腕部三角软骨、椎间盘纤维环及肩、髋关节的软骨。关节软骨、纤维软骨及周围软组织和肌腱附着处见点状、线样或不规则钙质样高密度影。关节透明软骨及纤维软骨钙化对称分布，为本病典型分布特点。长期 CPPD 可继发关节退变表现，主要为关节面下骨质增生、骨赘形成，关节间隙变窄，呈渐进性发展，并伴随着关节软骨下骨的碎裂和塌陷、囊变。痛风发病 10 年内可无任何 X 线表现，早期仅表现关节软组织肿胀，多始于第 1 跖趾关节，累及骨组织边缘硬化或呈波浪状凹陷，边缘锐利，且无硬化缘，严重者可相互融合。骨性关节炎影像学表现与 CPPD 继发关节退变相仿，但 CPPD 呈进行性加重，有急性假性痛风的发作史及软骨钙化。

初步诊断：CPPD。

四、诊疗结果

（一）病理结果

关节积液穿刺：多量中性粒细胞及组织细胞，少量淋巴、浆细胞。超薄细胞学未固定、染色涂片：部分细胞内可见四边形或菱形无色结晶体。简易偏光镜显示：可见结晶体折光（见图 4-1-5）。

（二）临床诊断

焦磷酸钙二水合物结晶沉积疾病（CPPD）。

五、讨论和总结

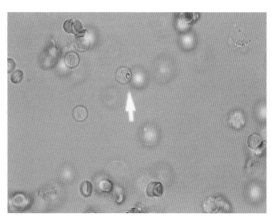

CPPD 是一组在关节软骨、纤维软骨、滑膜及关节周围组织内沉积 CPPD 晶体并引起反应性滑膜炎，导致关节间隙变窄、骨赘形成为特征的疾病，临床上常常与痛风相混淆，因此称为"假痛风（pseudogout）"。原

图 4-1-5 （关节液）超薄细胞学 HE 染色涂片

发性甲状旁腺功能亢进症、痛风、威尔逊病、血色素沉着症和低磷酸酯酶症都是 CPPD 晶体二次沉积常见诱因。

X 线中 CPPD 最常累及膝关节、耻骨联合、腕部纤维三角软骨盘、椎间盘纤维环及肩、髋关节的软骨。关节软骨、纤维软骨及周围软组织和肌腱附着处见点状、线样或不规则钙质样高密度影，也可呈痛风结节或肿瘤样钙化。关节透明软骨及纤维软骨钙化对称分布，为本病典型分布特点。关节退变表现主要为关节面下骨质增生、骨赘形成，关节间隙变窄，呈渐进性发展，并伴随着关节软骨下骨的碎裂和塌陷、囊变。在滑膜，囊，肌腱和关节内韧带内还可观察到钙化沉积物。

六、亮点精粹

双侧关节间隙、关节周围软组织内对称性的高密度影，形态呈线样、絮状；关节间隙变窄、骨质增生明显，但无骨质侵蚀，增强扫描软组织内结节一般无强化。临床 CPPD 渐进性加重，有急性假痛风病史。

（王立学）

参 考 文 献

HELMS C A, VOGLER J B III, SIMMS D A, et al. CPPD crystal deposition disease or pseudogout [J]. RadioGraphics, 1982, 2 (1): 40-52.

RESNICK D, NIWAYAMA G, GOERGEN T G, et al. Clinical, radiographic and pathologic abnormalities in calcium pyrophosphate dehydrate deposition disease (CPPD): pseudogout [J].Diagn Radiol, 1977, 122 (1): 1-15.

病例 2　右上肢活动受限

一、病历摘要

患者，女，43 岁，右侧上肢活动受限 2 年，进行性加重 15 天。

二、影像征象描述

右肩关节 MR 平扫检查：PDWI 脂肪抑制像显示右侧肩关节各组成骨弥漫性骨髓信号异常增高，但不伴有软组织肿块形成。肩袖未见异常（见图 4-2-1～图 4-2-3）。

颈椎 MR 平扫检查：C6-T1 右侧椎间孔可见不规则软组织肿物影，蔓延于椎间孔内、椎弓根内侧，在 T1WI 上呈等信号，在 T2WI 上呈稍高信号，同水平神经根显示不清；邻近骨结构轮廓基本完整，但 T1WI 异常低信号（见图 4-2-4～图 4-2-7）。

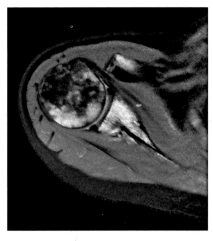 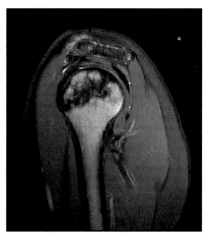

图 4-2-1　右肩关节质子密度加权脂肪抑制像
（PDWI-FS）横断面

图 4-2-2　右肩关节质子密度加权脂肪抑制像
（PDWI-FS）矢状面

三、诊断思路及鉴别诊断

患者为中年女性，慢性起病，急性加重，多发病灶；MR 显示右侧肩关节弥漫性骨髓异常信号，C6-T1 右侧椎间孔区骨髓信号异常并异常肿块影，且同水平神经根显示不清。诊断方向：①造血系统疾病，如多发性骨髓瘤；②甲状旁腺功能亢进；③骨质疏松；④骨转移瘤。

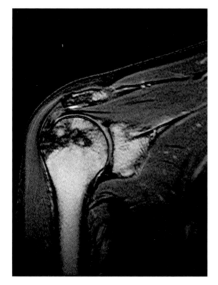

图 4-2-3　右肩关节质子密度加权脂肪抑制像
（PDWI-FS）冠状面

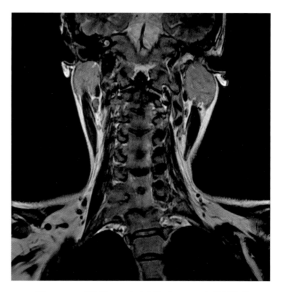

图 4-2-4　颈椎 T2 加权像（T2WI）冠状面

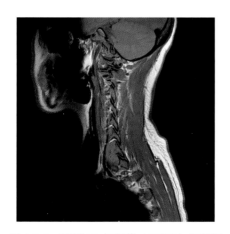

图 4-2-5　颈椎 T1 加权像（T1WI）矢状面

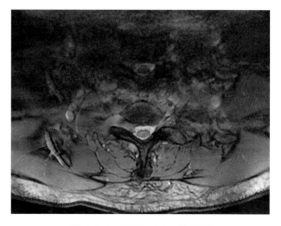

图 4-2-6　颈椎 T2WI 横断面

　　多发性骨髓瘤，长骨中好发于肱骨上段，早期呈骨质疏松表现，后期可出现溶骨性骨质破坏征象，从骨髓腔向外可累及周围软组织，MR 可优于 CT 提前发现病变，临床实验室检查中出现凝溶蛋白尿。甲状旁腺功能亢进，骨膜下骨吸收是本病特点，高血钙、低血磷，尿中检不出凝溶蛋白，可有多发肾结石。骨质疏松，老年发病，表现为骨小梁稀疏，骨质密度减低等骨质疏松表现，但骨皮质连续，MRI 骨髓信号正常。骨转移瘤，老年发病，多有原发病灶，且病灶多发，呈溶骨性、成骨性及混合性骨质破坏，骨质破坏周围无硬化缘，周围可有软组织肿块。

　　初步诊断：造血系统疾病。

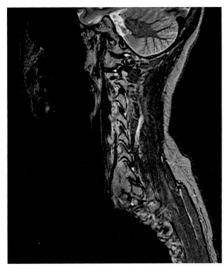

图 4-2-7　颈椎 STIR 矢状面

四、治疗结果

（一）穿刺病理所见

（骨髓）少许骨及骨髓组织，造血组织增生活跃，粒红比大致正常，巨核系可见，骨小梁间可见大片增生的浆细胞，细胞中度异型，欠成熟（见图 4-2-8）。

免疫组化：CD138（弥漫＋）、MUM-1（弥漫＋）、Lambda（弥漫＋）、Kappa（－）、CD3（散在＋）、CD20（散在＋）、CD117（＜1%＋）、CD34（＜1%＋）、CD235（红系＋）、MPO（粒系＋）、CD42b（巨核系＋）、Ki-67（局灶 20%）。特染：网染（＋＋＋）。

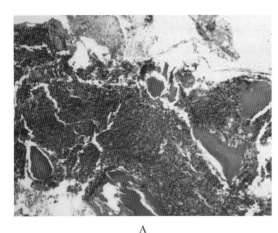
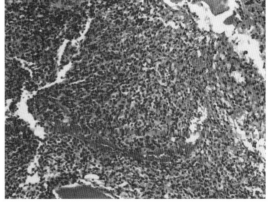

A　　　　　　　　　　　　　　　　B

图 4-2-8　HE 染色图（A、B）

（二）最终诊断

浆细胞单克隆性增生肿瘤性病变，符合浆细胞骨髓瘤。

五、讨论和总结

多发性骨髓瘤（multiple myeloma），起源于骨髓网织细胞，分化好的瘤细胞与浆细胞相似，故又称为浆细胞瘤。肿瘤好发于红骨髓丰富的颅骨、脊椎、肋骨及骨盆。病理上骨髓瘤在骨髓腔内呈浸润性生长，破坏骨皮质后侵入周围软组织。

临床实验室检查：高血钙、高蛋白血症和凝溶蛋白尿同时检出，具有重要意义。骨髓穿刺中浆细胞数量增多。

　　病变好发于颅骨、肋骨、脊柱、骨盆等。脊柱好发于下胸椎及上腰椎，多发病变。早期呈骨质疏松改变，椎体压缩骨折，累及附件时常表现为骨质疏松和溶骨性破坏，椎间隙正常。长骨好发于股骨上段及肱骨近端，骨破坏膨胀，皮质变薄，可有轻度骨膜反应。MRI 能够早期显示髓腔病变，肿瘤组织呈长 T1、长 T2 信号改变。临床实验室检查时，可出现高钙血征、高蛋白血症及凝溶蛋白尿。

六、亮点精粹

　　该病慢性发病，早期多发或单骨出现骨质疏松征象，且临床症状并不支持骨质疏松诊断，临床实验室检查出现特异性阳性诊断时，应想到此病；多发性骨髓瘤多于中、晚期出现骨质疏松征象加重或骨质破坏表现，周围可有软组织肿块。MR 可早于 CT 发现病变。

（王立学）

参 考 文 献

FERRARO R, AGARWAL A, MARTIN-MACINTOSH E L, et al. MR imaging and PET/CT in diagnosis and management of multiple myeloma [J]. RadioGraphics, 2015, 35 (2): 438-454.

HANRAHAN C J, CHRISTENSEN C R, CRIM J R. Current concepts in the evaluation of multiple myeloma with MR imaging and FDG PET/CT [J]. Radiographics, 2010, 30 (1): 127-142.

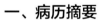

病例 3　胸椎、肋骨占位

一、病历摘要

　　患者，男，38 岁。发现胸椎及肋骨肿瘤 4 个月。患者因咳嗽就诊当地医院，胸部正侧位检查见左侧第 2、3 肋骨及胸椎异常高密度影，当时伴左上肢乏力、左侧颈项及肩胛部隐痛，偶有心前区肋骨处放电样疼痛，无上肢麻木或疼痛，无行走不稳或脚踩棉花感，无发热、盗汗或消瘦。全身骨扫描：胸 2 椎体及左侧第 2 后肋放射性浓聚。

二、影像征象描述

　　左侧第 2、3 后肋及 T2 椎体左侧呈膨胀性骨质破坏，骨质破坏边缘清晰伴少许硬化，骨质破坏内部呈网格样高密度改变，未见明显骨周软组织肿块（见图 4-3-1～图 4-3-4）。

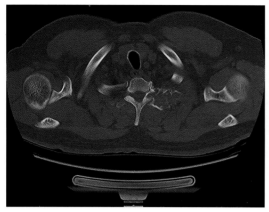

图 4-3-1　胸部 CT 骨窗第 1 肋骨横断面

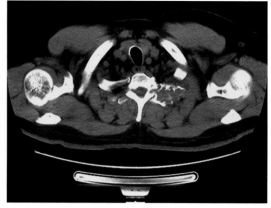

图 4-3-2　胸部 CT 纵隔窗第 1 肋骨横断面

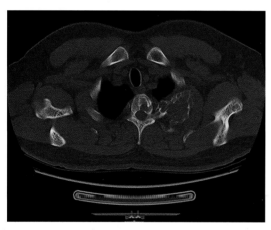

图 4-3-3　胸部 CT 骨窗第 2 肋骨及胸椎横断面

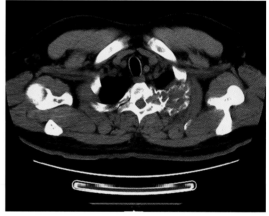

图 4-3-4　胸部 CT 纵隔窗第 2 肋骨及胸椎横断面

三、诊断思路及鉴别诊断

　　患者为中年男性，慢性隐匿性起病，肋骨及胸椎膨胀性骨质破坏，边界较清晰，无明显骨周软组织肿物，总体考虑良性骨肿瘤性病变。诊断方向：①骨的纤维结构不良；②骨巨细胞瘤；③骨转移瘤。

　　骨的纤维结构不良常偶然发现，病灶呈膨胀性骨质破坏，边界清晰并硬化，通常不形成骨周软组织肿物；骨质破坏区呈磨玻璃样密度为其影像特征。椎体和肋骨的骨巨细胞瘤通常也呈膨胀性骨质破坏，慢性病例边缘也可出现硬化，但一般单发，较大病灶常破坏骨皮质而出现骨旁软组织肿块。骨转移瘤典型多发，病灶边缘一般不出现硬化，发病年龄一般为中老年人。

　　初步诊断：骨的纤维结构不良。

四、治疗结果

（一）手术所见

左侧第 2、3 左后肋完全破坏，呈鱼肉样改变。T2 椎体上终板被病变破坏。

（二）病理所见

肿瘤由纤维性和骨性成分组成。纤维性成分由温和的梭形细胞构成，局部纤维组织增生呈轮辐样排列；纤维组织中分布形态各异的小梁状编制骨，呈 C 型、Y 型等形状，骨小梁缺乏粘合线，表面未见骨母细胞衬覆。局部可见出血及多核巨细胞反应（见图 4-3-5）。

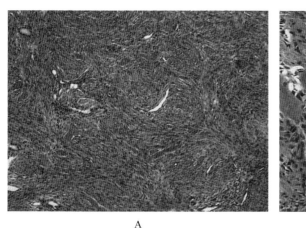
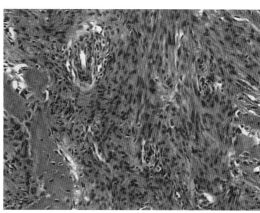

A　　　　　　　　　　　　B

图 4-3-5　HE 染色图（A、B）

（三）最终诊断

纤维结构不良（fibrous dysplasia，FD）。

五、讨论和总结

骨的纤维结构不良分为单骨型和多骨型。多骨型 FD 伴内分泌紊乱（如 Cushing 综合征等）和皮肤色素沉着（牛奶咖啡样斑），称之为 Albright-McCune 综合征，WHO 最新分类归其在肿瘤综合征之中；多骨型 FD 伴软组织多发性纤维瘤和纤维黏液瘤，称之为 Mazabraud 综合征。FD 患者发病年龄 2～50 岁，以青少年为主，多骨型 FD 好发于身体的一侧。FD 影像学基本表现是：膨胀性病变，常伴有骨折和严重的畸形；骨皮质变薄但完整，无骨膜反应；病灶有硬化边。在四肢长骨，FD 可表现为单纯溶骨性改变、磨玻璃样改变、有硬化边的单囊性或多囊性改变、以及丝瓜瓤样改变等；在颅底部，FD 多表现为高密度斑块样硬化或完全硬化。

六、亮点精粹

骨的纤维结构不良多为偶然发现，呈膨胀性骨质破坏，病灶边界清晰且常伴有硬化，骨皮质变薄但常完整，无骨膜反应，一般无骨周软组织肿物。

（王立学）

参 考 文 献

司建荣，张雅丽，姜兆侯. 骨的纤维结构不良，骨性纤维结构不良和骨化性纤维瘤——易混淆的病名，病理本质和影像学表现［J］. 临床放射学杂志，2016，2：308-310.

FITZPATRICK K A, TALJANOVIC M S, SPEER D P, et al. Imaging findings of fibrous dysplasia with histopathologic and intraoperative correlation [J]. AJR Am J Roentgenol. 2004, 182 (6): 1389-1398.

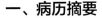

病例 4　背部疼痛

一、病历摘要

患者，女，14 岁。背部疼痛半年，双下肢无力 2 周，双手麻木 1 周。

二、影像征象描述

C6 椎体变扁，C6 椎体和附件呈弥漫分布的蜂窝状影，并蔓延至椎旁和硬膜外间隙，脊髓受压；病变在 T1WI 为不均匀低信号，在 T2WI 上整体为高信号伴内部低信号分隔，增强扫描为不均匀明显强化，内部可见点线样无强化带（见图 4-4-1～图 4-4-5）。

三、诊断思路及鉴别诊断

患者为青少年女性，起病缓慢，急性加重。MR 显示 C6 椎体及附件蜂窝状骨质破坏，伴椎体变扁和骨周侵犯。诊断方向：①脊柱侵袭性血管瘤；②椎体骨母细胞瘤；③转移瘤。

脊柱侵袭性血管瘤一般累及单个椎体，T1WI 呈低信号，T2WI 呈明显高信号，其内常无明显脂肪成分，蜂窝状骨质破坏和骨周软组织侵犯为其特征。椎体骨母细胞瘤多见于青少年，病灶膨胀并边界清晰，可伴有骨周软组织肿块，CT 显示病灶中心不规则成骨为其特征。骨转移瘤多见于老年人，多有原发恶性肿瘤病史。

初步诊断：侵袭性血管瘤。

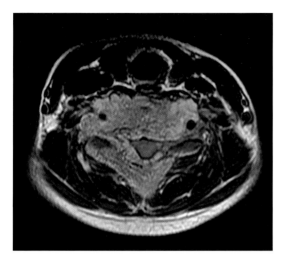

图 4-4-1 颈椎 MR 平扫 T2WI 横断面

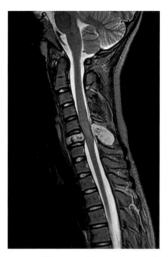

图 4-4-2 颈椎 MR 平扫 T2WI-FS 矢状面

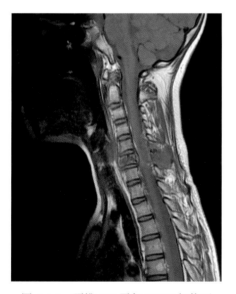

图 4-4-3 颈椎 MR 平扫 T1WI 矢状面

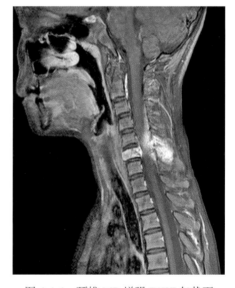

图 4-4-4 颈椎 MR 增强 T1WI 矢状面

四、治疗结果

（一）手术所见

咬骨钳取 2 块棘突骨组织，见病变骨破坏严重，蜂窝状，血供极其丰富，质地脆。

（二）病理所见

（颈 6 棘突）送检少许小梁骨组织，伴成纤维细胞增生及软骨成骨，未见造血组织，

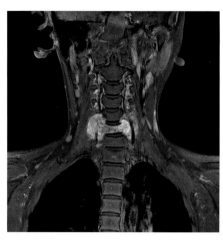

图 4-4-5　颈椎 MR 增强 T1WI 冠状面

考虑低度恶性血管来源肿瘤。

（三）最终诊断

脊柱侵袭性血管瘤。

五、讨论和总结

脊柱血管瘤（vertebral hemangioma）为常见的良性肿瘤，一般限于椎体和附件内。侵袭性脊柱血管瘤（aggressive vertebralhemangioma）是指肿瘤侵袭性生长，造成椎体、椎弓根或椎板的膨胀性改变，或形成椎旁软组织肿块的椎体血管瘤。MR 上，脊柱血管瘤内部常富含脂肪成分，但侵袭性脊柱血管瘤脂肪含量低或缺乏。

脊柱侵袭性血管瘤会发展为具有压迫性的血管瘤，如腰背部疼痛，神经根受压、双下肢麻木，其最常见的病理生理机制包括：①椎体及椎弓根的膨胀扩大，造成椎管的变形和狭窄；②肿瘤向硬膜外延伸；③受累椎体的压缩性骨折；④肿瘤出血进入硬膜外间隙。

六、亮点精粹

当椎体或附件呈蜂窝状、栅栏状异常信号，病灶内含有较多脂肪，且无椎体变形和椎旁软组织肿物时，可明确诊断脊柱血管瘤；但是，当脊柱血管瘤样病变导致椎体膨胀性改变或伴有椎旁软组织肿物时，应诊断为脊柱侵袭性血管瘤。

（王立学）

参 考 文 献

GAUDINO S, MARTUCCI M, Colantonio R, et al. A systematic approach to vertebral hemangioma [J]. Skeletal Radiol. 2015, 44 (1):25-36.

LEE S, HADLOW A T. Extraosseous extension of vertebral hemangioma, a rare cause of spinal cord compression [J]. Spine (Phila Pa 1976), 1999, 24 (20): 2111-2114.

病例 5　骶尾部占位

一、病历摘要

患者，男，57 岁，3 年前出现骶尾部疼痛，伴有排便、排尿困难。外院发现骶尾部肿瘤，先后行两次伽马刀放疗，但肿瘤仍进行性生长。

二、影像征象描述

S2 椎体以下的骶尾椎骨质破坏，形成巨大软组织肿块，约 69mm×58mm×116mm，位于中线区域，形态不规则；CT 显示骨质破坏边界不清，软组织肿块内可见散在高密度钙化样影；T1WI 稍低信号为主，其内夹杂点片状高信号；T2WI 主体为明显高信号，其内可见网状低信号分隔；增强扫描轻度强化（见图 4-5-1～图 4-5-6）。

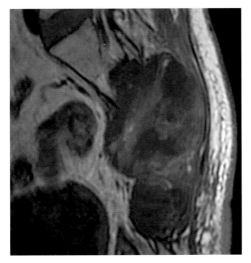

图 4-5-1 骶尾椎 MR 平扫 T1WI 矢状位

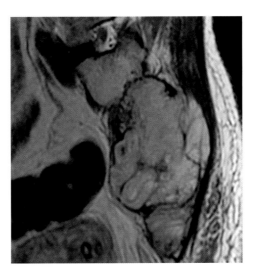

图 4-5-2 骶尾椎 MR 平扫 T2WI 矢状位

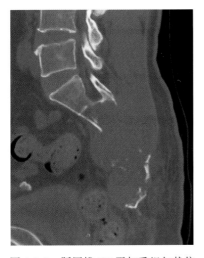

图 4-5-3 骶尾椎 CT 平扫重组矢状位

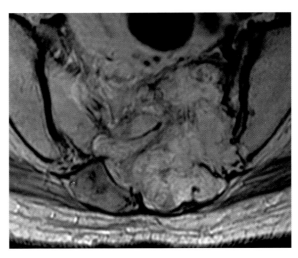

图 4-5-4 骶尾椎 MR 平扫 T2WI 横断位

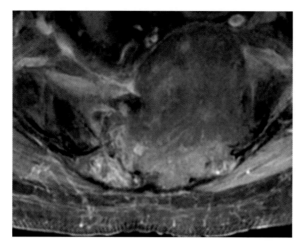

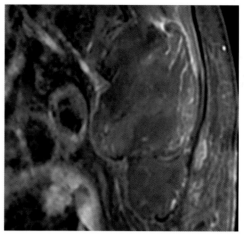

图 4-5-5　骶尾椎 MR 增强 T1WI-FS 横断位　　　　图 4-5-6　骶尾椎 MR 增强 T1WI-FS 矢状位

三、诊断思路及鉴别诊断

患者为中老年男性，慢性隐匿性起病，骶尾部中线区域骨质破坏伴巨大软组织肿块。鉴于发病部位的特征性，诊断首选骶尾部脊索瘤。鉴别诊断包括：①骶尾部转移瘤；②骶尾部骨髓瘤；③骨巨细胞瘤。骶尾部转移瘤和骨髓瘤均好发于中老年人，一般为多发病灶，而本例提示为单发病灶。骶尾部骨巨细胞瘤发病年龄多在 55 岁以下，多见于骶骨上部，常为偏心性骨质破坏，伴或不伴骨周软组织肿物。

初步诊断：骶尾部脊索瘤可能。

四、治疗结果

（一）手术所见

S1～S3 椎板外肌肉层下可见肿瘤，灰色，有包膜，血供丰富，边界尚清。沿着肿瘤包膜分离，肿瘤严重侵袭破坏骶骨，双侧 S1 和 S2 神经根被肿瘤包裹。

（二）病理所见

灰褐碎组织一堆，总大小 9cm×8cm×4cm，部分表面覆包膜；切面灰白灰黄实性质软，局部黏液状。镜下可见瘤细胞呈条索状分布于黏液样间质中，胞质呈空泡状，并见坏死、出血及少许死骨（见图 4-5-7）。免疫组化：IHC：S100（＋）、AE1/AE3（＋）、EMA（＋）、VIM（＋）、CK8/18（＋）、CK19（＋）、CEA（－）、KI-67（20%＋）。

（三）最终诊断

骶尾部脊索瘤。

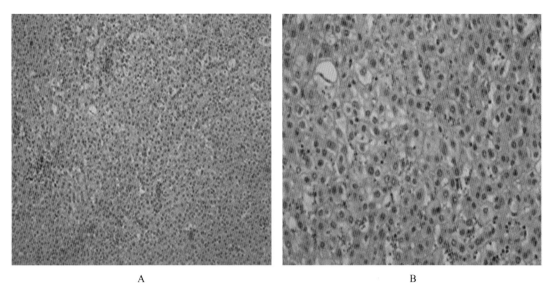

A　　　　　　　　　　　　　　B

图 4-5-7　HE 染色图（A、B）

五、讨论和总结

　　脊索瘤起源于残存的胚胎脊索或异位脊索，主要发生在脊椎两端，骶尾骨为最常见发病部位，所占比例约为 60%，发病人群以老年人为主，男性发病率明显高于女性。

　　骶尾椎脊索瘤为典型中线肿瘤，多位于骶尾椎下部中线区域。CT 显示骶尾椎侵袭性骨质破坏改变，常伴有较大的软组织肿块形成，肿块内部常可见高密度钙化或残留骨影。MR 显示软组织肿块边界清晰，T2WI 显示明显高信号伴多发低信号内部分隔具有特征性，但常因内部出血而表现为混杂信号。增强扫描时，肿块以轻中度强化为主，以"蜂房状""颗粒状"为特征。

　　骶尾椎脊索瘤的治疗以手术切除为首选，但常可术后复发。

六、亮点精粹

　　中老年男性骶尾椎骨质破坏并巨大软组织肿块，主要以中线分布为主，CT 显示内部钙化或残留骨，T2WI 显示明显高信号伴多发低信号内部分隔，增强表现为"蜂房状"或"颗粒状"特征，为脊索瘤的典型影像特征。

（王立学）

参 考 文 献

代平，刘勇，何其舟，等. 骶尾椎脊索瘤的 CT 与 MRI 征象分析［J］. 医学影像学杂志，2017，27（10）：

1992-1995.

CHEN K W, YANG H L, KANDIMALLA Y, et al. Review of current treatment of sacral chordoma [J]. Orthop Surg. 2009, 1 (3): 238-244.

病例 6　骶椎占位

一、病历摘要

患者，男，35 岁，腰痛 1 年，右下肢疼痛 1 个月。查体：右小腿外侧、内侧感觉较对侧减弱。右侧踝反射较对侧减弱。右侧直腿抬高试验阳性，加强试验阳性。

二、影像征象描述

CT 显示 S1 椎体轻度变扁，右侧椎体内轻度膨胀性骨质破坏，破坏边缘边界清晰并部分硬化，破坏区为软组织肿物替代，肿物密度不均、强化不均，但内部无钙化和骨化。S1 椎体软组织肿物向后突破椎体轮廓，侵入硬膜外间隙内（见图 4-6-1～图 4-6-3）。在 MR 上，肿物 T1WI 呈低信号，T2WI 呈不均匀略高信号（见图 4-6-4～图 4-6-6）。

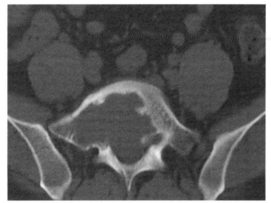

图 4-6-1　骶尾椎 CT 平扫骨窗横断面

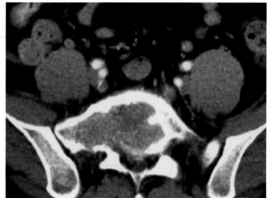

图 4-6-2　骶尾椎 CT 增强横断面

三、诊断思路及鉴别诊断

患者为中年男性，慢性隐匿性起病。单独 S1 椎体右侧膨胀性骨质破坏，局部形成不均质软组织肿物，且向后突破椎体侵入硬膜外间隙内，诊断首选骨巨细胞瘤。鉴别诊断如下：①骨转移瘤；②骶尾部脊索瘤；③神经鞘瘤。骨转移瘤可发生于骶尾椎，但发病年龄一般较大，多有原发恶性肿瘤病史，且常多发。脊索瘤通常发生于骶尾下部的中线区域，

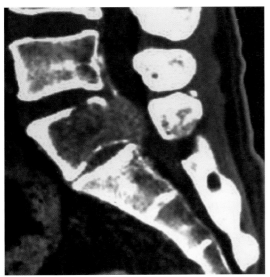

图 4-6-3 骶尾椎 CT 增强矢状位

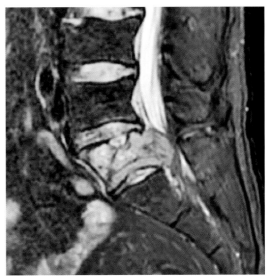

图 4-6-4 骶尾椎 MR 平扫 T2WI-FS 矢状位

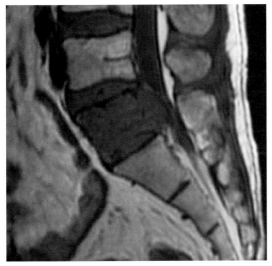

图 4-6-5 骶尾椎 MR 平扫 T1WI 矢状位

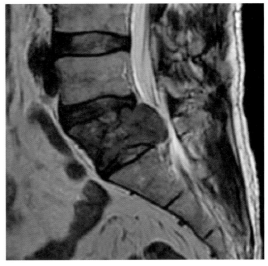

图 4-6-6 骶尾椎 MR 平扫 T2WI 矢状位

而本例主要为骶骨上部的偏中心区域。神经鞘瘤一般为椎管内肿瘤，骨改变为长期外压的结果，因此骨破坏边缘常清晰硬化。

初步诊断：骶尾部骨巨细胞瘤。

四、治疗结果

（一）DSA 所见

肿瘤血供丰富，双侧髂内动脉均可见一供瘤血管。导管选入供瘤血管后，予以明胶海绵栓塞。再次造影可见供瘤血管消失。

（二）病理所见

S1 椎体右侧骨质破坏，范围 5.0cm×4.1cm×2.0cm，肿块局部向椎管内生长，表面包膜完整，切面灰白暗红实性质软。镜下显示肿瘤由圆形、卵圆形、梭形的单核细胞及散在分布其间的破骨细胞样巨细胞构成（见图 4-6-7）。免疫组化：CD68 KP1（＋）、CD68 PGM1（＋）。

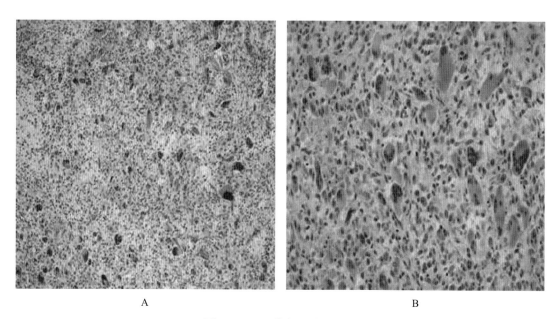

A　　　　　　　　　　　　　　　　B

图 4-6-7　HE 染色图（A、B）

（三）最终诊断

骶尾部骨巨细胞瘤

五、讨论和总结

骨巨细胞瘤（giant cell tumor of bone，GCT）是一种较常见的原发性骨肿瘤，好发于四肢长管状骨的骨端。但是，脊椎骨巨细胞瘤为少见疾病，仅约占脊椎肿瘤的 0.5%。脊椎骨巨细胞瘤 90% 左右发生于骶尾椎，且易发生于骶椎上部偏中心区，一般单发。

CT 常显示上部骶椎的偏中心性膨胀性骨质破坏，边界清晰，部分边缘硬化；骨质破坏内部为软组织密度，可合并出血、坏死和囊变，但一般不出现钙化和骨化；软组织肿物可侵犯骶髂关节而累及髂骨，也可侵犯椎体轮廓而形成骨周肿物。在 MR 上，由于肿瘤内部常存在大量纤维化和出血坏死，因此 T2WI 常显示为混杂信号，有时可出现液液平面。

六、亮点精粹

中青年慢性起病的骶骨上部膨胀性骨质破坏，偏中心而靠近骶髂关节区，CT 显示骨质破坏边界清晰、骨质破坏内部无明显钙化和骨化，T2WI 显示混杂信号时，首先应该考虑骨巨细胞瘤。

（王立学）

参 考 文 献

崔晓荣，杨彬，张玉芹. 脊柱骨巨细胞瘤的影像诊断及鉴别诊断［J］. 实用临床医学. 2017, 18（1）: 71-73.

LUKSANAPRUKSA P, BUCHOWSKI J M, SINGHATANADGIGE W, et al. Management of spinal giant cell tumors [J]. Spine J, 2016, 16 (2): 259-269.

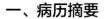

病例 7　腰骶部占位

一、病历摘要

患者，女，45 岁。无明显诱因出现肛周疼痛，呈阵发性针刺样锐痛，发作时无抽搐，无肢体活动障碍。4 个月后肛周疼痛较前明显加重，呈持续性发作，锐性疼痛剧烈，难以忍受，并出现二便困难。

二、影像征象描述

CT 显示 S2 和 S3 椎体及附件虫噬状骨质破坏，部分区域融合成大片状溶骨性改变。骨质破坏区 T1WI 呈弥漫性低信号，T2WI 呈中等信号。S2 和 S3 椎体和附件轮廓基本保留，其周围可见软组织肿物形成，尤其是椎管内可见条柱状软组织肿物，沿椎管长轴蔓延，约 2.1cm×3.6cm×8.0cm，上下缘明显超越了骨质破坏边缘（见图 4-7-1～图 4-7-4）。

三、诊断思路及鉴别诊断

患者为中年女性，隐匿性起病，CT 显示骶椎边界不清的虫噬状骨质破坏，MR 显示合并了软组织肿块，这些影像特征提示恶性骨肿瘤。诊断方向：①小圆形细胞骨肿瘤；②转移瘤。

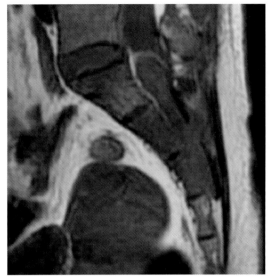

图 4-7-1　骶尾椎 MR 平扫 T1WI 矢状位

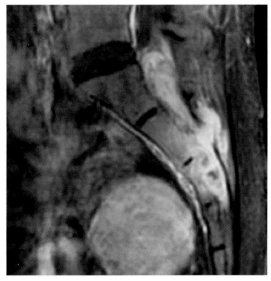

图 4-7-2　骶尾椎 MR 增强 T1WI-FS 矢状位

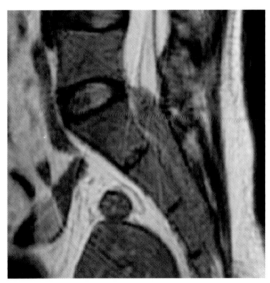

图 4-7-3　骶尾椎 MR 平扫 T2WI 矢状位

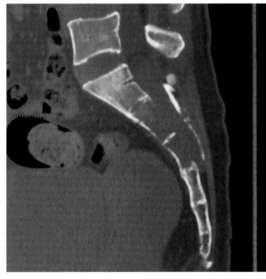

图 4-7-4　骶尾椎 CT 平扫骨窗重组矢状位

　　成人骶尾椎小圆形细胞骨肿瘤主要包括淋巴瘤、尤文肉瘤和多发性骨髓瘤，这三者影像表现有一定的类似性，区分主要依靠发病年龄。淋巴瘤通常为青壮年发病，尤文肉瘤一般见于 30 岁以前的青少年或儿童，而多发性骨髓瘤一般在中老年发病。转移瘤一般为多发病变，好发于中老年人中，如有原发恶性肿瘤病史对诊断极其有帮助。

　　初步诊断：骶尾椎淋巴瘤。

四、治疗结果

（一）手术所见

骶尾椎皮下和椎管内可见肿瘤，质地软，灰红色，有包膜，血供丰富。骶骨和尾骨破坏严重，以左侧为重。双侧 S2、S3、S4 神经根被肿瘤包裹。

（二）病理所见

灰红色不整形组织一块，局部有包膜，质软。镜下见小圆形细胞构成的肿瘤细胞呈巢片状密集排列，部分围绕血管，部分区域出血、坏死，局部可见骨化及小灶软骨分化，瘤细胞胞质少，部分胞质空泡状，染色质浓密，核仁不明显，核分裂象多见（见图 4-7-5）。免疫组化：Vimentin（＋）、AE1/AE3（局灶＋）、LCA（－）、GFAP（－）、S-100（－）、FLI-1(＋)、CD99（－）、SYN（＋）、NEUN（－）、CD57（＋）、CD34（血管＋）、Ki-67（40%＋）。特染：PAS（局灶＋）。

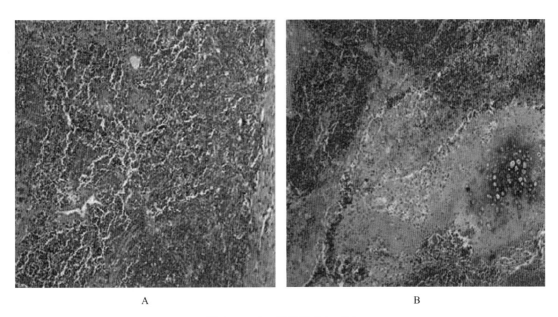

　A　　　　　　　　　　　　　　　　　　B

图 4-7-5　HE 染色图（A、B）

（三）最终诊断

骶尾部尤文肉瘤

五、讨论和总结

骨的尤文肉瘤（ewing sarcoma，ES）占原发性骨肿瘤的 6%～8%，在儿童及青少年中最为常见，疼痛和肿胀为常见症状。脊柱尤文肉瘤通常表现为虫噬状或浸润性骨质破坏，边界不清。CT 有时不能很好地显示这种骨质破坏形式，因而类似正常，但 MR 非常容易显示受累区域的弥漫性骨髓信号异常。在虫噬状或浸润性骨质破坏的基础上，脊柱尤文肉瘤常合并较大范围的软组织肿块，其范围常明显超出骨质破坏的边界，典型者在椎管内上下蔓延。

上述尤文肉瘤的影像特点其实反映的是小圆细胞肿瘤的影像特征，因此类似改变也可见于淋巴瘤、骨髓瘤、神经母细胞瘤等，各病种发病年龄有时可帮助正确诊断。

六、亮点精粹

骶尾椎虫噬状或浸润性骨质破坏，同时合并明显沿椎管上下蔓延的软组织肿块时，应考虑小圆细胞恶性肿瘤，30 岁以下者应多考虑尤文肉瘤和神经母细胞瘤转移，中青年主要考虑淋巴瘤，而中老年主要考虑多发性骨髓瘤。

（王立学）

参 考 文 献

HUANG W Y, TAN W L, GENG D Y, et al. Imaging findings of the spinal peripheral Ewing's sarcoma family of tumours [J]. Clin Radiol, 2014, 69 (2): 179-185.

ORGUC S, ARKUN R. Primary tumors of the spine [J]. Semin Musculoskelet Radiol, 2014, 18 (3):280-299.